AF407303

Le Parchemin Magnifique

Volume 3

Diaphragme, cage thoracique, poumons, cœur

Couverture © Adeline Ménétrier

Symboles et philosophie

L'homme réunifié, Édition de Janus.
La force du symbolique, Édition Dervy.

Symboles et astrologie

La symphonie du zodiaque, Édition de Janus.
Le chœur des Planètes, Édition de Janus.
Les sept jours de la création d'Israël, Édition de Janus.
La Lune noire, un vertige d'absolu, Édition de Janus.
Les douze maisons astrologiques, Édition de Janus.
Planètes rétrogrades, terres intérieures, Édition de Janus.
Vers un modèle astrologique de l'histoire, Édition de Janus.
Jung, une lecture astrologique, Éditions Dervy.

Symboles et mythes

Prométhée, le mythe de l'homme, Édition de Janus.
L'éveil de Narcisse, Édition de Janus.
Icare, la passion du soleil, Édition de Janus.
La voie du héros, les 12 Travaux d'Hercule, Édition de Janus.
De quel jour êtes-vous ? Éditions Réenchanter le monde.

Symboles et langage

Petit dictionnaire en langue des Oiseaux, Édition de Janus.

Symboles et corps (en cours de parution)

Le Parchemin Magnifique, Volume 1 : *Pieds, chevilles, tibia, genoux, cuisses et hanches,* Éditions Réenchanter le monde.
Le Parchemin Magnifique, Volume 2 : *L'abdomen : bassin, système génital, système excrétoire, viscères.* Éditions Réenchanter le monde.
Le Parchemin Magnifique, Volume 3 : *Diaphragme, dorsales, thorax, côtes, poumons, cœur,* Éditions Réenchanter le monde.
Le Parchemin Magnifique, Volume 4 : *Épaules, bras, mains, cou, cervicales,* Éditions Réenchanter le monde.
Le Parchemin Magnifique, Volume 5 : *les cinq sens.* Éditions Réenchanter le monde.
Le Parchemin Magnifique, Volume 6 : *la boîte crânienne, le cerveau.* Éditions Réenchanter le monde.

Pour lire un résumé de ces ouvrages, le blog de l'auteur : http://reenchanterlemonde.com

Le Parchemin Magnifique

Symbolisme du corps humain

Volume 3

Diaphragme, dorsales, thorax, côtes, poumons, cœur

Luc Bigé

Introduction

Chaque partie de notre corps contient un message particulier. Rassemblées, elles murmurent une parole silencieuse qui évoque la nature profonde de l'être humain. C'est pourquoi notre corps nous invite à devenir ce que nous sommes, par touches à la fois successives et instantanées, puisque la voûte plantaire sème déjà les poussières d'étoiles que la crânienne révélera infiniment. Les pieds marquent si bien ce fait fondamental que le ciel (la voûte…) est déjà sur la terre (…plantaire). Pourtant, nos pieds portent les semences de toutes nos démarches. S'ils affirment en leur langage codé « tu es déjà celui que tu cherches », ils montrent aussi le chemin illusoire qui conduira à l'élaboration du sujet dans l'abdomen, puis à la révélation du Soi au creux du système cardio-pulmonaire. L'homme choisissant de se redresser pour aller vers son ciel intérieur commence par planter quelques semences de sens dans ses pieds. Il se délie aussi de tout ce qui pourrait l'enchaîner, notamment ses chaussures à lacets dont nous avons évoqué le symbolisme dans le premier volume de cette série. L'astragale fut la clef de ce redressement. Alors s'éclaircit le chemin de vie du voyageur, grâce à un mélange d'adresse et d'intuition de son destin. Tibia et péroné lui rappellent que deux voies sont toujours possibles : celle de l'artiste capable de focaliser dans son corps, puis dans son œuvre, une inspiration féconde. Dans ce premier cas, il suit le chemin du tibia dont le nom veut dire « flûte », l'emblème d'Athéna, la déesse de la sagesse. L'autre chemin, masculin cette fois, se réfère au péroné et à Héphaïstos, le Titan forgeron qui fabrique les armes des dieux et les bijoux des déesses. Aujourd'hui, nous parlerions du travail de l'ingénieur et de l'artisan. Néanmoins, les espoirs d'améliorer le monde par l'inspiration poétique et l'habileté technique ne durent qu'un temps. L'homme ne peut se contenter des grands travaux mystiques et matériels. Il découvre une nouvelle qualité dans ses genoux : l'intimité. Le corps maintient de celle-ci une très belle image : cette grande articulation est formée par le ménisque, la petite lune, et la rotule, la petite roue. Toutes deux baignent dans le liquide synovial, littéralement un lieu de rencontre, un mot dérivé du terme « synode ». La lune et le soleil, encore dans l'enfance de l'être, cherchent à se rencontrer dans les genoux, dans les eaux synoviales, dans des sentiments partagés. Cette relation intime génère un petit miracle dans la psychologie humaine : l'abandon de la toute-puissance. Et les genoux le symbolisent si merveilleusement dans le simple geste de la génuflexion ! Ils reconnaissent alors la nature profonde de l'« homme », un terme qui possède la même racine étymologique qu'« humus » et « humilité ». Beaucoup ne franchissent pas cette étape et restent dans des aspirations à la toute-puissance et à la reconnaissance sociale, justifiées par leurs œuvres talentueuses nées dans le tibia et le péroné. Une magnifique idéologie inspirée, pas plus qu'un chantier d'autoroute, ne peuvent dialoguer vraiment avec l'Inconnu. L'intimité représente la première expérience directe du respect de l'environnement. En tombant amoureux, l'homme et la femme tombent du piédestal de leurs droits et de leurs pouvoirs pour rencontrer puis honorer le non-moi.

Lorsque la « rupture des genoux » entraîne la chute des structures figées du psychisme, le sujet est prêt pour avancer sur le long chemin du fémur, un mot qui a la même racine linguistique que « femme ». Ulysse, Carmen et Dionysos furent les héros de ces temps-là. Progressivement, le féminin s'apprivoise. Il quitte lentement sa dimension magique, dangereuse, ensorcelante et incontrôlable, au fur et à mesure que le voyageur ouvre sa conscience à la présence de l'âme du monde. Nous parlerions aujourd'hui d'une reconnaissance de l'inconscient collectif, encore que cette notion n'inclue pas l'inconscient des autres règnes de la nature. Bref ! Dorénavant et pour longtemps, la vie sociale primera sur les exploits individuels. Cette entrée dans l'univers des valeurs partagées est gardée par la porte des hanches. Mais qui dit « valeurs » ne dit-il pas aussi « dieux » ? Lorsque Jacob rencontra Dieu en face, sa hanche fut démise. Ailleurs, le roi Pêcheur qui gardait le château de l'Autre-Monde (Avallon) se retrouva immobilisé dans sa barque lorsque la lance de la Destinée lui transperça les hanches. La blessure aux hanches signe symboliquement des questionnements douloureux pour le psychisme : quel est le sens de ma vie ? Comment me lier au sacré ? Ou encore : Dieu existe-t-il ?

Alors, l'homme est fin prêt pour pénétrer dans son bassin. Qu'y découvre-t-il ? Le chaudron pelvien, là où le roi Bran déposait les corps de ses guerriers morts sur le champ de bataille, afin qu'ils ressuscitent, prêts pour de nouveaux combats. Loin de l'univers celtique, en Grèce, Médée la magicienne n'ignorait rien de l'importance du chaudron lorsqu'elle proposa à Jason de recouvrer son trône, en faisant mine de rajeunir le vieux souverain. Les hanches sont les deux battants de la porte qui ouvre la conscience au feu contenu dans le bol pelvien. Et c'est précisément dans cet endroit que la biologie a déposé une technique vitale pour immortaliser les gènes : le système sexuel. Le corps humain renaît à chaque génération, exactement comme les guerriers mythiques de Bran reviennent à la vie après chaque mort au combat. Bien sûr, il est toujours possible de redescendre vers les membres inférieurs pour de nouvelles aventures et de futures conquêtes, comme les hommes d'armes qui ressuscitent. Mais, lorsque la conscience choisit de s'élever, elle entre dans le ventre et elle rencontre les viscères abdominaux. Elle a intégré le travail d'humilité des genoux et, de huit manières différentes, s'organise pour servir la vie, accomplissant ainsi le sens euphonique des « vie sert ». Chaque organe invite au développement d'une qualité spécifique afin que le conquérant des membres inférieurs devienne un sujet puis un citoyen. Plus tard, l'humanité, en tant que réalité subjective, apportera sa pierre aux besoins de l'âme du monde et à son expression objective : la biosphère. En attendant cette ultime réalisation, le foie assure la stabilité et l'abondance dans le monde, il partage la joie ; le pancréas rêve suffisamment intensément pour imaginer de nouvelles valeurs collectives ; la rate recycle le contenu des vieilles outres du passé et en emplit d'autres avec de vifs espoirs ; les reins transforment la volonté de puissance en amour ; la vésicule biliaire harmonise ses humeurs avec les variations subtiles des tonalités de l'âme du monde ; les intestins séparent le bon grain de l'ivraie, ils pensent la vie communautaire. Le duodénum observe une divine indifférence, source de la véritable tolérance. Enfin, l'estomac élabore le sujet, à chaque bouchée il transforme un monde extérieur en un univers intérieur. En un mot, il symbolise.

Les viscères abdominaux sont cachés dans le ventre. Ils appartiennent à la vie intérieure. Le corps ne laisse apparaître dans la lumière du monde que cette petite cuvette que nous appelons le nombril. Et la langue des oiseaux entend aussitôt son secret : en ce lieu corporel, le « nom brille ». Un jour, il faudra quitter ce « moi » élaboré avec tant d'ardeur pour accomplir la troisième naissance de l'homme : celle du cœur. Le diaphragme ouvre ce nouveau passage.

Le diaphragme

Le mot « diaphragme » vient du grec diaphragma, qui signifie « séparé ». En latin, separare signifie littéralement « mettre à part pour faire naître ». Il a donné le français « sevrer ». Le terme désigne aussi une « clôture », une « palissade », un « retranchement » et une « défense ». Traverser le diaphragme, c'est pénétrer dans une nouvelle pièce du temple de l'homme, c'est se « mettre à part pour naître » une troisième fois, après la naissance de chair puis l'élaboration du sujet. Les aventures épiques, centrées sur l'exploration des mondes extérieurs et des mystères de l'univers métaphysique, appartiennent aux destins des membres inférieurs. Les premières avancées vers l'intériorité survinrent dans le bassin, là où bouillonne la force vitale du système reproducteur et où se posent les viscères, destinés à servir le cœur de huit manières différentes. Le diaphragme n'est autre que la clôture qui garde l'entrée qui conduit vers le Saint des Saints, le cœur, la demeure de la divinité en l'homme.

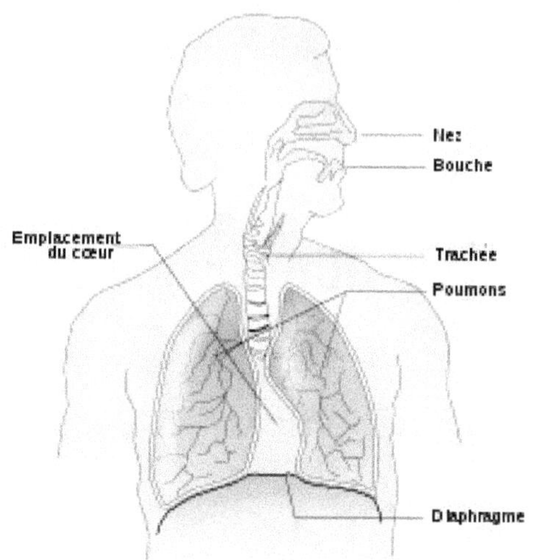

Diaphragme et système respiratoire [1]

Le diaphragme dessine la deuxième coupole dans la remontée du corps, placée à mi-chemin entre la voûte plantaire et la voûte crânienne. Là s'étend un ciel intermédiaire. La voûte plantaire représentait à la fois le début de l'humanisation et son achèvement. C'était une voûte posée sur la terre, un ciel fécondant un sol. Pourtant ce n'était qu'un potentiel, car la conscience et l'énergie nées de ce mariage sont loin d'être intégrées. Il faudra tout le cheminement évolutif vers la voûte crânienne, suivi de la descente transvolutive jusqu'aux pieds, pour achever la réalisation du « paradis sur terre ». Le crâne, nous l'avons esquissé à plusieurs reprises, parle du temple. Entre les deux – entre l'Esprit/crâne et la Matière/pieds – la coupole diaphragmatique introduit le sujet à la conscience de son âme, cette entité intermédiaire qui transmet et donne une forme concrète aux informations émanant des plans spirituels, en les manifestant sur la Terre. Avec le diaphragme, nous pénétrons dans le monde de l'art, au sens que lui confère la langue des oiseaux : la mise en mouvement (R) de l'ineffable (A) sur la Terre (T).

---

[1]Source :
http://www.publicdomainfiles.com/show_file.php?id=13525721417321

La conscience de nos organes est plus précise dans la zone thoracique que dans l'abdomen. Il est facile, en effet, de sentir sa respiration ou son rythme cardiaque, alors que le mouvement péristaltique des intestins et les humeurs de la bile sont inaccessibles à une conscience ordinaire. Au-dessus du voile du diaphragme, le corps affirme la possibilité d'une plus grande conscience. L'inspir et l'expir ne sont rien d'autre que le travail de l'artiste créateur en tant qu'intermédiaire entre la Glaise et le Souffle. Son œuvre sera d'autant plus universelle qu'il accepte, seconde après seconde, de s'effacer pour servir l'Immense.

Après la forme en coupole du diaphragme et son rôle dans le mouvement respiratoire, une troisième manière de le formuler en tant que « voûte intermédiaire » consiste à écouter les mots de la langue française. Cette barrière sépare l'« abdomen » du « thorax », elle dessine une frontière entre le « domaine de l'abbé » et « l'axe de Thor ». Comment dire plus simplement le passage d'un univers de croyances et de représentations relatif au « domaine de l'abbé » (AB Domen) vers une expérience directe de la divinité dans l'axe de Thor (ThorAxe) ? En traversant son diaphragme, la conscience-énergie du sujet quitte la sphère du développement personnel et de la croyance religieuse pour devenir sensible au souffle de l'Esprit. Alors l'homme se « met à part », il quitte la vie sociale des viscères dans l'espoir de naître, beaucoup plus tard, dans l'océan du cœur.

Mais le diaphragme s'appuie toujours sur les viscères pour soutenir la respiration. La conscience du cœur, dont nous allons bientôt explorer la nature, se fonde sur la maturité du sujet pour s'ouvrir et se fermer rythmiquement au gré des besoins de la vie intérieure et extérieure. Le développement personnel précède le développement impersonnel. Sans cela, les forces du monde du Mystère feraient perdre l'équilibre à un individu immature, avec toutes les dérives qui iraient du fanatisme obsessionnel pour une idée ou un dieu jusqu'à la folie déstructurante.

Aujourd'hui, le terroriste qui se fait exploser au nom de ses croyances ne reproduit-il pas cet antique schéma ? Son démembrement physique n'est-il pas déjà le signe d'une explosion intrapsychique suscitée par des forces qui le dépassent ? Un sujet immature qui baigne dans des représentations métaphysiques n'a, hélas, que le morcellement pour issue. Son seul rêve et sa suprême réalisation consistent à entraîner le monde extérieur dans sa folie.

Respirer, c'est naître. Respirer, c'est devenir conscient de soi. Le diaphragme permet au sujet d'inspirer et d'expirer rythmiquement. Sa conscience se pose alors sur sa voûte médiane : entre l'univers des grandes forces métaphysiques archétypales qui l'inspirent et le monde objectif voué à l'expir, promis à la mort. Le créateur adopte exactement cette posture lorsqu'il canalise *à travers sa personne* les idées, les projets et les œuvres dont son époque a besoin. Ce processus de création élargit la conscience de l'*œuvrier* qui reçoit de fortes inspirations et diminue *en même temps* son attachement à lui-même. La tentation de quitter cette posture délicate, en élaborant une œuvre purement mondaine par exemple, ferait redescendre la conscience vers le nombril. C'est pour éviter un tel retour en arrière que le diaphragme est une barrière souple qui invite à harmoniser les relations entre le moi et le Soi.

Le Parchemin Magnifique qu'est notre corps nous propose encore une réflexion sur nos trois « cerveaux », soutenus par des assemblées de neurones. Les intestins trient les matières absorbées par la bouche. Ils ruminent, souvent laborieusement, des questions pratiques, relationnelles et affectives, en les analysant, en les lysant en de fines parties élémentaires et en séparant le pur de l'impur. En tant que viscère, l'intestin pense la vie commune. Il s'intéresse à la psychologie, à la sociologie, à l'épidémiologie ou à la nutrition. Puis apparaît la « pensée » du diaphragme. En effet, le mot grec « phrénique » désigne à la fois cette partie du corps et l'« intelligence ». Le système diaphragme/cœur/poumons « pense » avec l'élément Air. Cette forme d'intelligence traite des subtilités de la conscience et des relations diplomatiques. Quant au « vrai » cerveau, le néocortex, il s'occupe du Feu et de la lumière. L'intelligence de la matière et des échanges objectifs, si répandus aujourd'hui, appartiennent à une pensée de type intestinal ; l'intelligence sur la conscience et ses modes de communication se réfère au fonctionnement cardiaque ; la perception directe du sens est le propre du cerveau placé dans la boîte crânienne, capable de « servir le haut ». Cela se produit lorsqu'il renonce à « servir le veau (d'or) » en se substituant à la fonction des intestins[2]. Ces trois pensées, analytique, diplomatique et symbolique, sont inscrites sur le corps-symbole dans, respectivement, les intestins, le cœur et le néocortex. Toutes sont nécessaires à la réalisation d'un être humain co-naissant.

La psychologie n'est pas encore, tant s'en faut, une émanation de l'intelligence du cœur.

Mythopathologies

Le sujet au diaphragme bloqué a besoin de solitude ou, *a minima*, de prendre de la distance avec son clan, pour naître à lui-même. Lorsque les filaments d'insertion de l'organe restent contractés, une séparation non choisie a pu laisser des traces émotionnelles en suscitant dans le psychisme un réflexe de survie, en figeant le diaphragme en apnée. Dans l'évolution, cette même position signe une aspiration intense à s'élever vers le sacré en refusant tout expir, tout lien avec le monde ordinaire et la vie commune proposée par les viscères. Ici, le sujet intensifie son désir pour des expériences transpersonnelles, mais il refuse aussi les valeurs et les besoins de sa « personne ». Il devrait retrouver une plus grande fluidité entre le moi et le

---

[2] La spéculation boursière en est un exemple presque caricatural. L'intelligence cérébrale sert le veau d'or : elle sert les besoins du ventre (avidité, etc., cf. les sept péchés capitaux et les viscères, (volume 2 de cette série) au risque de « dévorer » l'ensemble de l'écosystème planétaire et de mettre en danger l'équilibre des sociétés.

Soi, entre sa vie ordinaire et son désir d'essentiel. Un diaphragme libre favorise le fou rire. Le rire et le sens de l'humour sont des manières de vérifier que l'on n'est pas prisonnier d'un archétype ou, inversement, d'une image de soi figée.

Le soupir

Il se traduit par un blocage du diaphragme, car les filaments d'insertion restent contractés. Un passage ne s'est pas fait en pleine acceptation. Celui qui soupire souffre d'un choc émotionnel lié à une séparation trop rapide ou brutale qu'il n'a pas eu le loisir d'intégrer. Il ne s'est pas encore complètement « mis à part pour naître » en se sevrant de certaines dépendances affectives. Chaque soupir est un pas vers cette délivrance.

Le passage des viscères vers le cœur est illustré par le mythe d'Icare. L'adolescent s'échappe en effet du labyrinthe intestinal, une métaphore du ventre maternel, pour s'élever vers un nouveau soleil, vers la lumière de l'intelligence du cœur. Sur le plan astrologique, Icare comme les difficultés respiratoires relèvent du symbolisme des Gémeaux et du Sagittaire.

La cage thoracique

Chaque étage corporel impose sa forme de pensée. Les membres inférieurs s'accordent sur une démarche « logique », celui d'un sujet qui plante des semences de sens dans ses pieds, choisit quelques germes essentiels dans ses chevilles, renonce à ses rêves de toute-puissance dans ses genoux, accueille le féminin dans ses cuisses, se lie à un dieu dans ses hanches pour pénétrer ensuite dans la vie communautaire du bassin. L'abdomen symbolique ne se conforme déjà plus à une approche symbolique linéaire. La coopération des viscères prime sur l'empilement des articulations propre aux membres inférieurs. La pensée devient complexe, au sens de la théorie de la complexité : les interactions priment sur les capacités individuelles. Le système thoracique augmente encore cette conscience de l'interdépendance. L'air que nous inspirons fut déjà respiré par un nombre incalculable d'humains, d'animaux et de végétaux. C'est pourquoi le thorax et son contenu ne pourront pas être explorés linéairement comme les membres inférieurs, ni même dans une perception des interactions complexes comme pour les viscères. Cette partie du corps nous demande une approche synthétique et globale, en un seul coup d'œil. Pour les besoins de l'analyse, nous l'aborderons cependant partie par partie, en notant à chaque fois les limites de cette lecture, et tenterons en fin de parcours une synthèse d'un seul jet.

Étymologies et expressions

Les douze vertèbres dorsales disent leur » *appartenance au dos »*, l'espace corporel symbolisant la présence de l'Esprit. Le devant du corps désigne les fonctions qui rendent l'Esprit manifeste.

Mais une « dorsale » est aussi une voie étroite, une crête entre deux abîmes. La ligne ascensionnelle de la colonne vertébrale doit donc être solide, claire et pénétrante, car c'est l'armature de notre corps. L'idée d'essentialisation lucide est reprise dans l'expression l'« épine dorsale » d'un discours ou d'une théorie.

Quant à la langue des oiseaux, elle dit « Dors Al », le « dieu (Al) endormi (Dors) ». Plus précisément encore, « D'or S Al » : le lieu de naissance (D) d'une semence de lumière (Or) qui s'élève (S) jusqu'à l'ineffable (Al). C'est ainsi que la zone corporelle qui protège le cœur et les poumons prépare l'homme à tutoyer les étoiles suspendues sous sa voûte crânienne : les neurones, ces cellules dont la forme rappelle celle des lumières de nos nuits.

Quelle est donc cette « semence de lumière », ce « dieu endormi », qui propose à l'être humain de s'élever jusqu'au sommet de lui-même ? Pour *la voir,* interrogeons la face antérieure du thorax puisque la manifestation se produit devant, alors que l'archétype se tient en arrière. Ce dieu ensommeillé porte un nom puisque le « thorax » désigne, par ses sonorités en langue française, « l'axe de Thor ». Les équivalents gaulois et grec de cette divinité germanique sont Taranis et Zeus. Tous ces dieux dominateurs commandent à l'éclair et à l'orage. Ce sont les grands maîtres de la météorologie. Le vent humide qui va et vient dans les poumons, joint à la chaleur de la fournaise cardiaque, dessine la contrepartie intérieure du climat extérieur dans le corps humain. La météorologie est une affaire cardio-pulmonaire. On ne peut que remarquer cette correspondance entre le dérèglement climatique contemporain et le manque d'amour dans les relations humaines. Plus de conscience cardiaque et moins d'egos centrés sur leurs nombrils augurerait d'un futur meilleur.

Dans son ascension vers le thorax, la conscience-énergie pénètre donc dans l'univers des dieux forts, comme Taranis, Zeus et Thor. Elle quitte définitivement les valeurs sécurisantes, maternelles et communautaires, du ventre. Le sujet accepte de se tenir debout dans la tourmente.

Les côtes, fixées sur les vertèbres thoraciques, suggèrent deux pistes sémantiques : l'idée de « nombre pur » et la présence du « côté » ou du « flanc ». Qu'il s'agisse d'une valeur boursière, d'une indication numérique sur un dessin technique, d'un chiffre porté sur une carte géographique pour préciser une altitude ou d'une note donnée à un élève, la « côte » est toujours un nombre qui détermine une valeur. Quant au « côté », il désigne l'apparition d'un « autre » avec qui il sera possible de cheminer « côte à côte » et, parfois, de cœur à cœur.

Le sternum évoque l'étoile par l'allemand « *Stern* ». La personne se construisit narcissiquement autour de son nombril afin que son nom brille. Puis elle traversa le plexus solaire non loin du diaphragme, pour naître à la conscience du Soi dans l'espace cardiaque. Mais elle perçoit déjà sa dimension d'« homme-étoile » en arrivant au sternum, le bien nommé « stern-homme ». Le latin « stern » désigne encore la poupe du navire. Image sur laquelle nous reviendrons et qui symbolise les grands voyages des marins en quête de nouveaux mondes[3].

---

[3] Voir par exemple le pied et le mythe de Jason en quête de la Toison d'or .

Le thorax, comme lieu des combats héroïques, ne devrait pas être sous-estimé, car plusieurs éléments suggèrent qu'il s'agit d'un vaste champ de bataille avec *la lame* du sternum surmontée de sa *poignée*, le « manubrium », et terminée par l'os xiphoïde dit « *en forme de glaive* ». Quant au terme « thorax », il vient d'un mot grec qui signifie « *cuirasse* ». Trois armes dessinent le torse humain : *l'arc* des côtes, *l'épée* du sternum et *la cuirasse* thoracique. Nous sommes bien dans le royaume des « dieux forts » qui se tiennent debout dans la tourmente.

Biologie

La cage thoracique est donc formée par les vertèbres dorsales, les côtes et le sternum. Elle loge le cœur, le thymus et les poumons.

Douze paires de côtes se répartissent de part et d'autre des dorsales. Sept d'entre elles sont dites « vraies », car articulées chacune au sternum par l'intermédiaire d'un cartilage spécifique ; trois sont jugées « fausses », les 8e, 9e et 10e, car elles s'articulent au sternum par un cartilage commun. Deux paires de côtes flottantes terminent la série avec une extrémité antérieure libre.

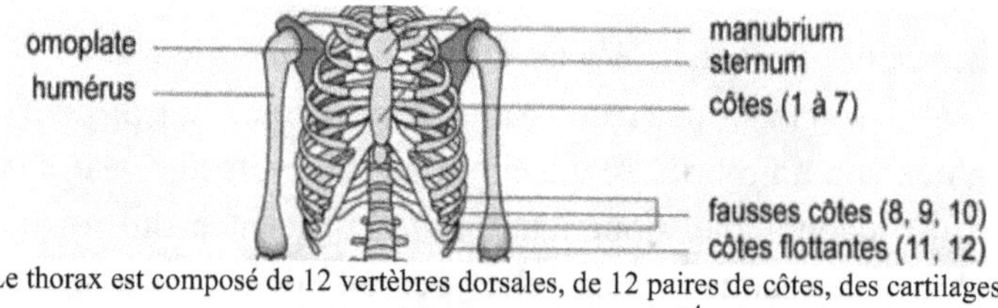

Le thorax est composé de 12 vertèbres dorsales, de 12 paires de côtes, des cartilages costaux et du sternum (au centre)[4]

La cage thoracique est recouverte en profondeur par la plèvre formée de deux feuillets : l'un s'applique contre les poumons, l'autre sur la paroi du thorax. Le sternum, devant et au milieu

---

[4] Source de l'illustration :
https://fr.wikipedia.org/wiki/Squelette_humain#/media/File:Human_skeleton_front_fr.svg

de la cage thoracique, adopte la forme d'une épée. Il est divisé en trois segments : en haut, le manubrium, la « poignée » de l'instrument ; en position intermédiaire, le sternum lui-même, en forme de lame ; et en bas, l'appendice xiphoïde. Composé du préfixe *xipho* et du suffixe *oïde,* il est « en forme de glaive ».

Remarquons que la cravate portée par les cadres, ces guerriers du business chargés de combattre pour faire avancer les valeurs de leurs entreprises, est une extériorisation exacte du sternum avec sa poignée, sa lame et son appendice terminal. Cette partie du vêtement, parfaitement inutile, code donc deux choses : la soumission volontaire au système par celui qui accepte de se mettre une corde au cou au nom d'avantages secondaires, et le combattant qui porte en avant, sur sa poitrine, l'épée cachée dans son corps : le sternum. Les hommes d'armes n'ont pas disparu, naguère ils portaient leur lame dans un fourreau placé sur leur hanche, à présent l'objet est passé dans l'espace thoracique. Les combats ne sont plus pour des raisons de survie, liées au petit bassin et au fourreau vaginal, mais dépendent de valeurs qui se réduisent, encore trop souvent, à une dimension monétaire. Le costume généralement noir, la couleur du deuil, complète la tenue du « jeune cadre dynamique » ; il précise bien sûr que ces combats « à mort », en tout cas au moins celle du vivant et de la Nature, sont réalisés au nom de la troisième fonction dumézilienne : la production.

Le manubrium s'articule en haut avec les clavicules. Le grand pectoral s'insère sur le sternum : il donne sa puissance à l'articulation de l'épaule. En bas, sur l'appendice xiphoïde, on trouve des insertions du muscle grand droit de l'abdomen, du muscle triangulaire du sternum et du diaphragme, tous responsables de la force musculaire nécessaire à l'expansion et à la contraction de l'abdomen.

À chaque inspir, les côtes s'élèvent. Les arcs se tendent et le thorax s'élargit. L'épée du sternum est alors poussée vers l'avant. L'inspir est un appel d'air, une invitation à entrer dans l'espace (aire) et le temps (ère) pour combattre en vue d'une expansion de la conscience. Les premières questions du thorax seront donc : es-tu vraiment semblable à un dieu fort ? As-tu le courage de prendre tout ton espace dans ta vie ? Portes-tu vaillamment en avant ton épée pour ta victoire dans tes combats ? Dans l'involution, la « conscience » est identifiée à celle du conquérant des membres inférieurs, ou encore à celle du sujet né autour du nombril. Dans l'évolution, les arcs costaux visent l'ouverture du cœur. Les trois viscères situés à l'intérieur des côtes, le foie, l'estomac et la rate, soutiennent le guerrier du thorax par la vision et la confiance en l'avenir (le foie), une personnalité qui a trouvé sa place dans le monde (l'estomac) et l'art de surprendre en se renouvelant sans cesse (la rate).

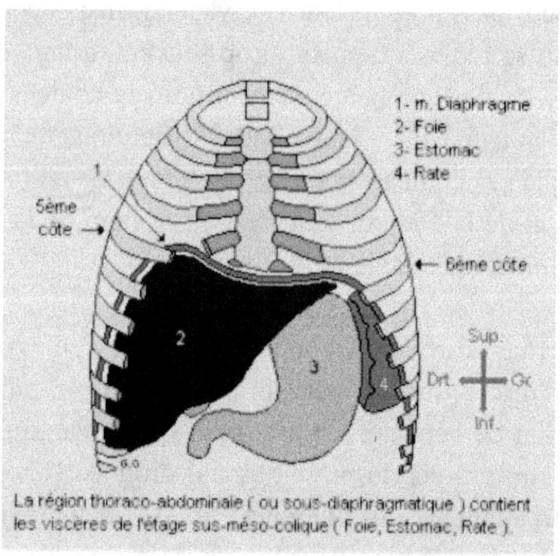

Les viscères compris à l'intérieur des côtes :
foie, estomac et rate

Tout homme respire. Tout être humain est un guerrier ou une guerrière. Mais la nature de ces combats dépend de là où la personne pose sa conscience dans son corps. Cuisses et hanches portent haut le fanion de l'enrichissement individuel et de la (re)production ; bassin et viscères organisent la sécurité familiale, sociale et nationale. Les combats du thorax sont d'une tout autre dimension. C'est par le biais du mythe que nous allons interroger la nature de ces combats qui imposent de porter tant d'armes.

Le sternum

Formé par le manubrium en haut, la lame du sternum au milieu et l'os xiphoïde en bas, il sert de point fixe antérieur aux sept premières côtes. Chaque être humain a donc une épée en os autour de son cou, un pendentif attaché à ses clavicules, qui se pose au centre de sa poitrine.

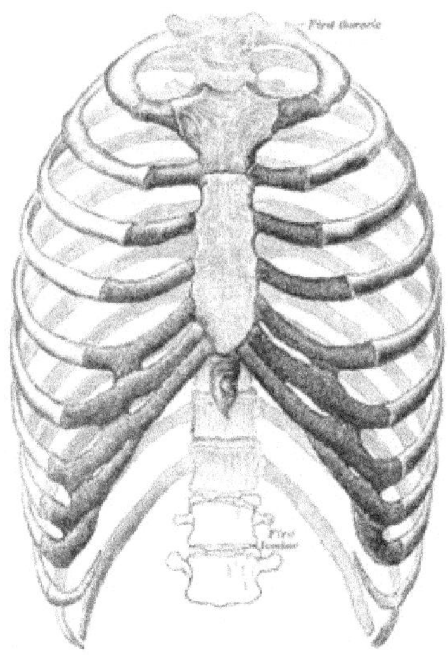

Le thorax, vue de face. Henry Gray (1918)
In *Anatomy of the Human Body*[5]

---

[5] Source :
https://commons.wikimedia.org/wiki/Sternum#/media/File:Gray112.png

« Manubrium » vient d'un mot latin qui signifie « poignée ». L'os est donc le manche du glaive. Qui va s'emparer de cette épée naturelle et la manier au nom de la justice ? La langue des oiseaux entend « manu brille homme ». « Brille homme » parle de lui-même. Le latin *manu* (« avec la main ») désigne cette partie du corps qui prend la lame bien en main, qui prend l'âme bien en main. Il faut effectivement un homme « brillant » pour manier le glaive tranchant. La langue des oiseaux précise » manubrium » par « aime (M) à nu (A-NU) brille homme ». L'hébreu rend *manu* par « Dieu est avec nous ». Le manubrium, la poignée où se referme la main qui manie le glaive, suppose une conscience éveillée aux dimensions spirituelles, avec un accès direct à la connaissance. C'est elle qui dirigera dorénavant les grands combats des « dieux forts », non la conscience ordinaire née des expériences du ventre, ni même le héros en chemin vers son essence.

En bas de la lame, l'os xiphoïde *en forme de glaive* se projette au niveau de la 10e vertèbre thoracique (T10). Il fait face à la vertèbre qui « porte » le Sanglier d'Érymanthe, ce moment où le héros s'accroche solidement à la conscience de son destin. Alors les vrais combats peuvent commencer.

Entre la poignée prise en main par l'homme-étoile et le glaive des œuvres : la lame, l'âme.

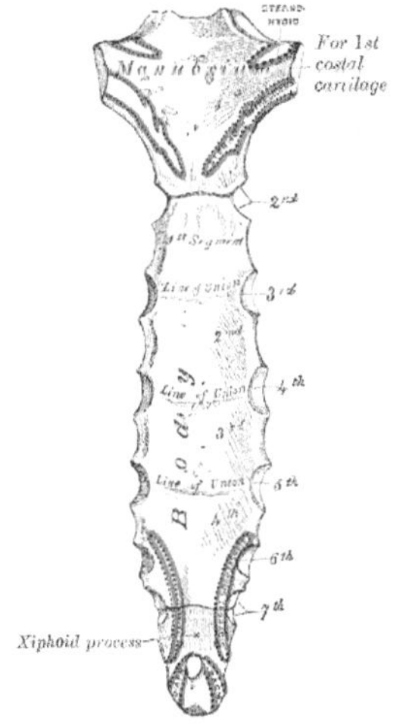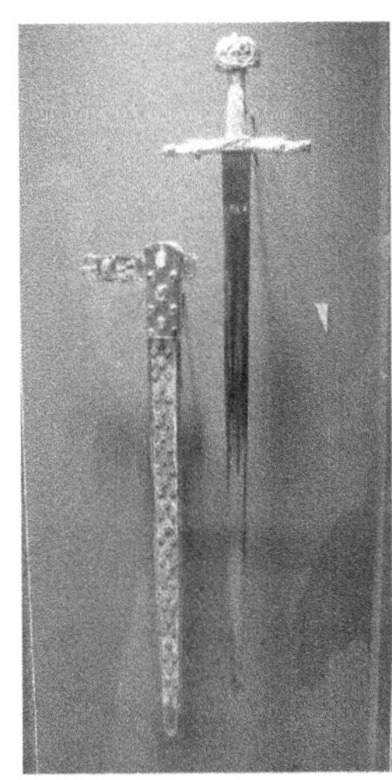

À gauche, le sternum avec le manubrium (« poignée »), la lame et l'os xiphoïde « en forme de glaive » (Gray). À droite, l'épée de Charlemagne utilisée pour les sacres des rois de France[6].

Le sternum symbolise donc « l'épée flamboyante », l'objet symbolique utilisé dans les sociétés initiatiques ainsi que dans l'ancienne chevalerie pour adouber un nouvel arrivant et l'introduire dans le cercle fermé d'un Ordre. Plus tard, l'initié portera en avant son épée dans de grands combats au nom des valeurs de son cœur.

Revenons un instant vers les textes bibliques qui évoquent également les côtes puis l'épée. Ce n'est un secret pour personne que la première femme naquit de l'une des côtes d'Adam (on aurait tellement aimé savoir laquelle !) :

> « Le glébeux crie des noms pour toute bête,
> Pour tout volatile des ciels, pour tout animal du champ.
> Mais au glébeux, il n'avait pas trouvé d'aide contre lui.
> IHVH Adonaï Elohîms fait tomber une torpeur sur le glébeux. Il sommeille.
> Il prend une de ses côtes et ferme la chair dessous

---

[6] Sources des illustrations
https://commons.wikimedia.org/wiki/Sternum#/media/File:Gray116.png et
https://commons.wikimedia.org/wiki/Category:L'Épée._Usages_mythes_et
_symboles?uselang=fr#/media/File:Épée_de_charlemagne.jpg

IHVH Adonaï Elohîms bâtit la côte, qu'il avait prise au glébeux, en femme.
Il la fait venir vers le glébeux.
Le glébeux dit :
« Celle-ci, cette fois, c'est l'os de mes os, la chair de ma chair
à celle-ci il sera crié femme – Isha —
Oui, de l'homme – Ish - celle-ci est prise. »
Sur quoi l'homme abandonne son père et sa mère :
Il colle à sa femme et ils sont une seule chair
Les deux sont nus, le glébeux et sa femme : ils n'en blêmissent pas[7]. »

Nommer, « crier des noms », est une activité de l'*animus*. Il manque au Glébeux *une expérience* qui viendrait de son corps, qui serait tirée de sa côte pour être placée à ses côtés. Se représenter le monde en le théorisant, ou en le nommant, est une action incomplète. Ce changement de paradigme entraîne un profond bouleversement psychique chez l'homme puisqu'il s'endort, incapable de vivre consciemment le passage du représenté au sensible. La femme, nous dit le texte, n'est pas seulement une égale mise à côté de l'homme, elle est capable d'explorer en conscience la nature des archétypes (l'os) et des mythes (la chair) sans faire de détour par la représentation, sans nommer les choses. Elle a un don que l'homme savant ignore : un accès direct au monde du Mystère. Adam a raison de « coller à sa femme », car c'est par elle qu'il devient un être spirituel capable de sentir le monde plutôt que de se contenter d'en parler avec ses vastes théologies et ses brillantes théories.

« L'endormissement d'Adam » surgit lorsque la raison est soumise à une expérience sensible qu'elle est incapable d'assimiler. Face à l'impensable et à l'inconcevable, le sujet se réfugie dans l'oubli. Le sommeil est un système de protection pour la personne qui est confrontée à l'incompréhensible et au non-représentable. Le corps mime la mort pour mieux se prémunir de l'abîme qui s'ouvre sous la conscience lucide. Ève, l'*anima* qui est la part d'« os » et de « chair » du Glébeux, prépare l'homme à entrer dans le monde indicible du Mystère.

---

[7] Genèse 2, 20-25.

Adam supportera-t-il cela ? Dans l'involution, la réponse est négative, car le sujet est incapable d'assujettissements. Le travail des viscères n'est pas terminé. Alors, par angoisse impensée de l'abîme qui s'ouvre sous une rationalité contrôlante devenue chancelante, les descendants du premier homme tentent de contrôler la femme en l'enfermant dans la fonction biologique du ventre : la maternité. Dans l'évolution, l'« homme » comprend que l'expérience intérieure *précède* la description par le nom. Ce que la « femme » savait déjà de toute éternité. En effet, « Ève » apparaît avant « Adam » si on lit le mythe biblique dans le sens de la remontée.

Les contes et les rêveries qui promettent le surgissement d'un Prince charmant ou imaginent une jolie princesse énamourée à son balcon sont les reflets imaginatifs de la vérité métaphysique inscrite dans le symbolisme des côtes. Adam et Ève, séparés dans l'involution, seront réunis dans l'évolution. La personne réconciliera enfin son *anima* avec son *animus*, la capacité de nommer (Adam) avec l'art de vivre l'expérience (Ève). Les fibres intelligibles et sensibles du vivant coopéreront afin que la connaissance se métamorphose en « co-naissance ».

Le texte de la Genèse précise la suite des opérations dans l'involution[8]:

> « Il {Dieu} chassa l'homme et plaça à l'est du Jardin d'Éden les chérubins avec la lame de l'épée qui tournoie, pour garder le chemin de l'Arbre de la Vie. »

Après qu'Adam eut dégusté la pomme tendue par Ève, l'épée tournoyante du sternum maintint le couple loin de l'Éden où trône l'arbre de vie.

Nous reviendrons en détail sur cette géographie mythique qui est aussi une géographie corporelle. Pour l'heure, notons simplement que la « pomme d'Adam » loge dans le cou, cette

---

[8] Genèse 3, 24.

longue trouée qui symbolise la chute hors du « paradis céleste[9] » de la tête. Puis viennent les douze paires de côtes, dont l'une d'elles donna naissance à Ève et, enfin, l'épée tournoyante du manubrium qui « garde le chemin de l'arbre de vie » aisément associable à la moelle épinière située en face, dans le dos, c'est-à-dire du côté de l'Esprit.

Dorénavant, l'homme maniera l'épée pour réussir ses combats dans le monde extérieur, puisque le chemin vers l'arbre de vie lui est fermé.

Néanmoins, beaucoup plus tard, sur la voie de l'évolution, la conscience rencontrera de manière sensible et expérientielle (Ève) les universaux (les côtes « archées ») au sein d'une fraternité (de cœur). L'imposition de l'épée (le sternum) tenue par un maître de sagesse (manubrium) initiera le candidat aux mystères des arbres pulmonaires et de l'arbre de vie (*cf. infra*). Plus tard encore, *grâce à sa capacité à se réunir avec son anima,* il *goûtera* la « pomme » placée dans le cou. Ce lieu de passage qui, dans la descente, symbolisait la chute hors du paradis originel représente, dans la remontée, les conditions de son retour vers le ciel. À condition toutefois que la conscience-énergie accepte d'entrer dans la grande lessiveuse. Mais n'anticipons pas.

L'os xiphoïde est relié aux cartilages costaux 5, 6 et 7 ; la lame du sternum aux cartilages 3 et 4, le manubrium aux deux premiers. L'épée dans son ensemble porte le sujet vers les sept chemins de l'Esprit, codés dans les sept derniers Travaux d'Hercule.

L'épée du sternum vérifie, en quelque sorte, la capacité de l'homme à recevoir l'initiation, car entrer *de manière vivante* dans le monde des archétypes n'est pas sans danger. Il est

---

[9] Le « paradis terrestre » que les Anglo-saxons traduisent par « *garden of heaven* », le « jardin du ciel ».

parfois sage de rester en dehors des promesses de « l'arbre de vie ». Car si l'épée porte la mort, celle-ci n'est pas toujours initiatique ! *Seule l'âme connaît le juste maniement de la lame,* cette « âme » que le corps place si merveilleusement derrière l'épée des chérubins, sous la forme du thymus. Entrer de manière vivante et consciente dans les mémoires de souffrance logées dans les muscles intercostaux et le thymus n'est pas de tout repos. La grande lessiveuse va bientôt imposer au candidat à l'initiation de repasser par ses peurs les plus profondes, *consciemment et sans contrôle.*

Le thymus

Cette glande de forme ovoïde se situe derrière le sternum. Le terme « thymus » dérive du grec *thymos,* qui se traduit à la fois par « excroissance verruqueuse » et » âme ». C'est pourquoi les anciens Grecs pensaient que celle-ci était localisée dans cet organe qui se projette entre le 4ᵉ cartilage costal et le bord inférieur de la thyroïde.

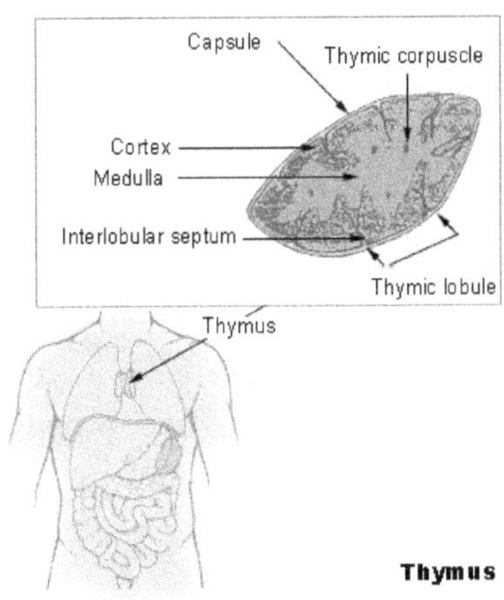

Le thymus se situe devant la 4ᵉ dorsale[10]

---

[10] Source : https://commons.wikimedia.org/wiki/Thymus_(organ)#/media/File:Illu_thymus.jpg

Dans notre lecture symbolique, sa place devant la 4e dorsale rappelle le changement de paradigme imposé au héros lors de sa conquête de la Ceinture des Amazones : l'homme commence à réaliser que l'univers est bon, que la Nature n'a rien de compétitif ni de violent au sens habituel du *struggle for life*. La fonction symbolique du thymus s'achève au moment où la glande thyroïde prend le relais. Elle ouvre une nouvelle « porte » (*thyr-oide*, « en forme de porte ») dont nous explorerons le sens ultérieurement. L'âme, nous dit le corps, s'épanouit dans la gratitude. Elle se réalise elle-même lorsque l'homme héroïque n'a plus besoin de défendre quoi que ce soit, puisqu'il est précisément devenu « a-me », « sans moi ». Les trois derniers Travaux le conduiront pas à pas vers l'extrême occident, là où le soleil s'éteint pour laisser briller les étoiles de la grande nuit silencieuse et feutrée.

Le thymus appartient au système hormonal et joue un rôle important dans l'immunité. À la naissance, l'organe pèse environ 15g. Puis il grossit jusqu'à la puberté pour atteindre 35g. Ensuite, sa masse diminue pour atteindre moins de 6g vers l'âge de 70 ans. La taille du thymus évolue constamment au cours de la vie.

La langue des oiseaux entend « thym-us », « myth-us » en inversant les premières lettres. Ou encore « l'usage des mythes » si on préfère éviter l'anglais. Le thymus serait donc symboliquement le lieu où logent « nos mythes » personnels, une lecture assez proche de ce que propose l'étymologie, puisque les mythes, comme l'âme, parlent des valeurs essentielles qui animent une personne, une communauté ou une nation.

La variation de masse de l'« excroissance verruqueuse » signe l'intensité changeante de la relation du sujet à son âme. De la naissance à la puberté, le principe spirituel s'incarne de plus en plus fermement dans le corps, puis il se retire lentement lorsque l'individu participe au grand jeu du monde. L'enfant est naturellement sensible aux mythes et aux contes, car il « sait » que ceux-ci lui parlent de ses valeurs profondes, de son « âme », de ce qui « *l'anime* ». L'adolescent s'éloigne déjà de cela, mais est encore fasciné par les histoires de fantômes et les tables tournantes, ces formes dégradées de la relation au sacré. L'adulte affirmera plus tard que tout cela n'est que baliverne. Il prétendra que « gagner sa vie » est une chose beaucoup plus importante, du moins dans le processus de l'involution. Dans l'évolution, le corps invite le sujet à (re)contacter ces grandes histoires mythologiques et à les (re)prendre au sérieux. Les mythes du « thymus » soulignent admirablement l'intérêt grandissant pour les « archées », suscité par le passage de la conscience-énergie à travers les arcs costaux. Et costaud, il faut l'être pour honorer ses mythes dans sa vie quotidienne !

Face à une pathologie du thymus, il faudra se poser les questions suivantes : mes actions et mes décisions sont-elles en accord avec mes valeurs fondamentales ? N'est-il pas temps de revenir vers l'impulsion de l'âme qui crie sa souffrance de n'être point entendue ? N'ai-je pas le sentiment de vivre dans l'injustesse, d'avoir trahi quelque chose d'essentiel ? N'est-il pas temps de cesser de me battre et de reconnaître la force du don ? Le moment n'est-il pas venu d'abandonner *tout* égocentrisme ? Dans l'involution, l'impression de ne pas se sentir à sa place pourra trouver ses racines dans les conditions familiales ou sociales. Il y a peut-être une difficulté à accepter l'incarnation et les imperfections du monde ordinaire. Mais c'est la marque d'un manque plus fondamental : le désir nostalgique de revenir vers sa « vraie demeure », vers la « Maison du Père ».

Mythologies

Les batailles de l'involution ne sont pas celles de l'évolution. Commençons donc par le commencement.

Dans un premier temps, *la cage* thoracique, avec sa cuirasse, ses douze arcs et son épée, élabore un système de défense dans l'espoir de protéger le cœur et les poumons. Longtemps, en effet, ces organes vitaux se « blindent » contre tous les éléments contraires à leur nature profonde.

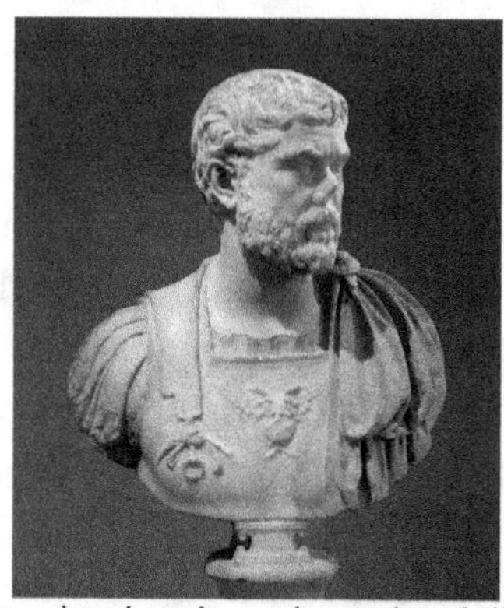

« L'homme cuirassé » prêt pour les combats de l'involution
Marbre blanc, 130 apr. J-C.[11]

Le thorax est donc l'espace corporel des dieux forts qui manient la foudre, le marteau et le tonnerre. Indra l'Indien, Zeus le Grec, Thor le Scandinave et Taranis le Gaulois combattirent victorieusement des géants et évitèrent ainsi au monde de s'effondrer dans le chaos. Voici une jolie manière de dire qu'ils protègent le Soi, les valeurs essentielles de la personne, contre les « monstres » qui pourraient assombrir sa lumière naturelle. Longtemps, la cuirasse thoracique défendra les valeurs du cœur contre les attaques menaçantes des « géants » de tous acabits, ces menaces géantes, en réalité, comme l'incompréhension, la violence et le manque d'amour. Ces ombres immenses qui planent en permanence autour de la civilisation et inquiètent ses plus belles réussites.

---

[11] Source :
https://commons.wikimedia.org/wiki/File:L%27Image_et_le_Pouvoir_-_Buste_d%27homme_cuirassé-2.jpg?uselang=fr

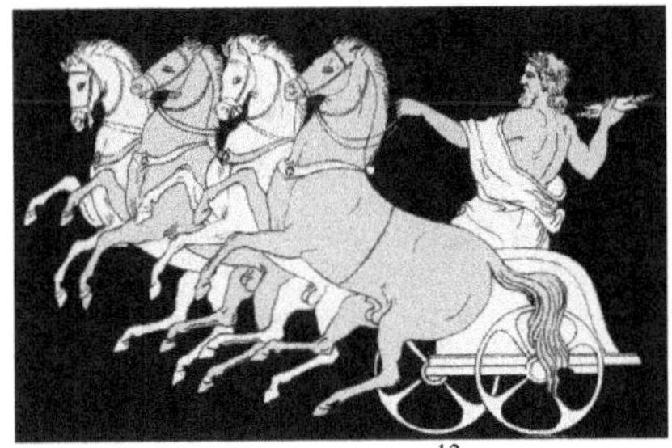

Le char de Zeus[12]

Lorsque l'énergie-conscience remonte des pieds vers la tête, elle passe une seconde fois par la porte du diaphragme et réalise que, au nom d'une protection nécessaire, le cœur s'est laissé enfermer dans une « cage ». Le grand travail consiste maintenant à dénouer les barrières, à dissoudre les murs, à recontacter la souplesse de la prime enfance, afin que la conscience du cœur et des poumons puisse à nouveau rayonner dans l'espace et le temps. La Force est toujours là. Mais elle tire sa puissance de l'accueil de la faiblesse et de la reconnaissance bienveillante des blessures. Ce sera, nous le verrons bientôt, l'objet du premier Travail d'Hercule. Lorsque le héros combattit le Lion de Némée, il cessa enfin de confondre invulnérabilité avec insensibilité.

Dans la descente, le thorax signe la volonté du guerrier de réussir sa vie en s'engageant dans des combats extérieurs et en luttant conformément aux valeurs de son époque. Pour réussir, il a appris à se blinder. Il enferma son cœur dans la cage de son thorax. Il sut instinctivement que le prix à payer pour accomplir ses ambitieux projets était l'insensibilisation. Longtemps, il confondit insensibilité et invulnérabilité. L'Empire romain magnifia l'esprit militaire, le Moyen Âge vit le développement de la noblesse d'épée, le monde moderne met en valeur le chef d'entreprise qui se comporte en général d'armée pour conquérir de nouveaux marchés. Tous ferment leur cœur pour gagner de

---

[12] Source : projet Gutemberg
https://commons.wikimedia.org/wiki/Category:Paintings_of_Zeus#/media/Fil
e:The_Chariot_of_Zeus_-_Project_Gutenberg_eText_14994.png

rudes batailles. Dans la remontée, l'homme renonce à ce genre de combats. Il s'occupe à nouveau de son cœur. Comme les héros des mythes, comme Hercule surtout, il se dégage des obstacles intérieurs qui encagent l'expression du divin en l'homme.

Dans un premier temps, la cuirasse thoracique emmagasine des charges de colère, d'injustice, de trahison, de découragement, d'angoisse, de nostalgie et de tristesse. Contrairement aux émotions nées dans le ventre, soulevées par la crainte de l'anéantissement du « moi », celles qui naissent dans la poitrine sont des systèmes de défense contre toutes les situations où le Soi ne s'est pas senti reconnu. Et elles sont foison. Ce sont les expériences de l'incarnation qui voilent puis finissent par obscurcir le contact direct qu'a le nourrisson avec la lumière de son étoile et le monde du Mystère. Ces émotions eurent pour fonction de protéger le Soi dans son rapport au monde. Un autre élément de la cuirasse thoracique est le sadisme inconscient que l'être humain entretient vis-à-vis des autres règnes de la nature, ainsi qu'envers les siens. Alors sa relation au monde n'est plus « côte à côte » mais de dominant à dominé. Cette structure, si présente dans nos cultures, trahit la faiblesse d'un sujet qui ne s'est pas suffisamment construit dans le ventre, autour de son « nom-brille ». Alors le guerrier thoracique combat aveuglément pour défendre un moi fragile au lieu de servir le cœur.

De ce point de vue, il est intéressant de comparer la traduction du verset 26, chapitre 1, de la Genèse, dans la Bible de Jérusalem, avec celle que propose André Chouraqui, plus proche du texte hébreu :

> « Dieu dit : Faisons l'homme à notre image, comme notre ressemblance, et qu'ils dominent sur les oiseaux de la mer, les oiseaux du ciel, les bestiaux, toutes les bêtes sauvages et toutes les bestioles qui rampent sur la terre » (Bible de Jérusalem)

> « Elohîms dit : Nous ferons Adâm – le Glébeux – à notre réplique, selon notre ressemblance. Ils assujettiront le poisson de la mer, le

volatile des ciels, la bête, toute la terre, tout reptile qui rampe sur la terre (Chouraki).

La « domination », hélas justifiée par la traduction biblique habituelle, est l'indice de *la faiblesse d'un sujet* qui ne reconnaît pas la valeur de l'assujettissement. Il déploie une orgueilleuse et vaine attitude de toute-puissance dans l'espace thoracique normalement dédié aux dieux forts. Un moi faible a besoin de se comparer pour exister, une comparaison qui doit bien sûr tourner à son avantage ! Alors, infinies sont ses stratégies : cruauté, jugement de valeur, compétition, critique, domination, négation de l'autre en tant que sujet… Ce faux-self élaboré avec tant d'ardeur ignore encore le grand secret du fonctionnement du cœur symbolique : la simplicité.

Un « sujet » plein et entier n'a plus besoin de se comparer puisqu'il « co-naît » *par cœur* son unicité. Lorsque chacun devient unique, il n'y a plus personne avec qui faire la course aux applaudissements. Le sujet est celui qui reconnaît et honore ses liens d'assujettissement à son environnement. Il reconnaît les autres, au sens large, comme des sujets à part entière et cesse de les considérer comme des objets sans âme auxquels il doit imposer sa domination. La perspective change. La coopération entre uniques devient la clef de voûte d'une conscience thoracique qui ne cesse de dire dans son langage imagé : vivez côte à côte ! Cette conscience de l'autre devrait aussi s'appliquer aux relations avec les règnes de la nature : minéral, végétal et animal. Une nature si essentielle à la vie humaine, dont nous sommes une simple « côte » coopérative et non dominatrice.

Dans la remontée, la grande œuvre consiste à dissoudre les colères nées des sentiments d'injustice, de la nostalgie de l'étoile, des innombrables mémoires de trahison, du choc résultant de l'incarnation de l'âme dans un corps, du sentiment désespérant de n'être pas entendu dans ses valeurs essentielles et d'avoir dû déployer tant d'efforts pour être tellement et faussement fort dans le monde ordinaire. Toutes ces charges défensives sont figées dans les muscles intercostaux de la cage thoracique. Elles furent utiles et nécessaires pour la croissance biologique et psychique du sujet, à présent ce sont des obstacles qui enserrent la poitrine et bloquent l'accès à l'expérience de l'unité promise par le cœur.

L'arc, l'épée et la cuirasse disent la nature des combats et les « dieux nécessaires », ces états de conscience indispensables pour réussir l'œuvre du thorax. L'arc appartient à Apollon, le dieu solaire. L'épée est l'attribut d'Hermès. La cuirasse d'or fut l'œuvre d'Héphaïstos. Tous trois seront remis à Héraclès pour qu'il accomplisse ses douze Travaux, égaux au nombre de côtes entourant le cœur. Dans le registre symbolique numéral, on sait qu'*anahata*, le chakra du cœur dans l'hindouisme, est représenté par douze pétales de lotus. Le thorax est la zone corporelle où se déploient les « douze doigts » du duodénum dont nous avons déjà exploré le symbolisme, là où la « divine indifférence » ouvre la porte vers l'Immense.

Dans l'espace thoracique, le héros déploie sa conscience et son énergie. Il s'émancipe de la cage tissée par ses protections pour s'autoriser des expériences non ordinaires. Celles-ci sont au nombre de douze. Elles se résument ainsi, si l'on suit la logique symbolique des Travaux d'Hercule. La première étape consiste à s'agenouiller. Nous avons déjà noté que les genoux sont la porte du cœur. Le héros reconnaît son orgueil pour mieux l'abandonner. Telle fut la condition préparatoire aux douze Travaux. C'est cet orgueil que le corps trahit lorsqu'il balance le torse en avant, comme pour s'affirmer dans des conquêtes à répétition alors que ses genoux refusent de céder. C'est dans cette posture de génuflexion intérieure qu'Hercule reçut des dieux ses armes nécessaires.

L'épée offerte par Hermès symbolise la discrimination. L'homme héroïque « tranche » rapidement des situations complexes et prend la bonne décision. C'est aussi l'épée de la justice, mais l'idée est la même. Le donateur de l'arc est le dieu solaire, le cœur symbolique, la source du vivant en l'homme. Les douze Travaux décrivent un processus de transformation intérieure : l'arc et les flèches d'Apollon-Soleil visent une cible ronde comme un soleil. En d'autres termes, le héros du thorax cherche à se rejoindre lui-même, puisque la cible est semblable au symbole astrologique du Soi et du Soleil. Lorsque l'archer écoute son cœur et se laisse porter par son destin, il ne rate jamais son centre. Le plastron d'or protège la poitrine du guerrier. C'est un don du dieu des forges. Hercule apprit à protéger son cœur, car le monde du Mystère n'est pas si tendre que cela, il l'expérimenta à ses dépens. Par son souffle, l'homme héroïque se régénère et se revitalise. N'est-ce pas la fonction symbolique du forgeron qui sait attiser le feu pour que les minéraux se transforment, deviennent ductiles et rayonnants ? Alors le thorax n'est plus une « cage » mais un « plastron d'or » assoupli par le souffle de la forge cardio-pulmonaire.

Quatre autres armes furent offertes par les dieux au héros. Elles n'apparaissent pas directement dans la géographie du corps. Athéna lui remit une tunique. Ce morceau de tissu l'habille, certes, mais surtout matérialise par ses ondoiements les mouvements du vent, du souffle, du *pneuma*. Le héros de la cage thoracique agit en suivant le flux, en se laissant guider par les inspirations divines qui « soufflent là où elles veulent ». Zeus le gratifia d'un bouclier, encore une arme de protection. Poséidon, d'une paire de chevaux, pour qu'il vérifie sans cesse la liberté de ses élans, réaffirme toujours son aisance dans le mouvoir et son goût de l'aventure. Enfin, Hercule se façonna lui-même une massue en bois d'olivier. Voilà pourquoi celui qui se sent appelé pour les combats héroïques devrait se munir de plusieurs « armes », pour ne pas se perdre dans les gouffres et les gueules du monde du Mystère. Le corps et le mythe les mettent en scène à leurs manières. Il s'agit de la discrimination (l'épée d'Hermès / le manubrium), du sens du but (l'arc d'Apollon / les arcs costaux), d'une intuition fulgurante (les flèches), de la conscience du Flux (la tunique d'Athéna / le souffle), d'une respiration vivifiante (le plastron d'or / le thorax comme *cuirasse*), de la liberté de ses élans (les chevaux de Poséidon) et de la prudence (le bouclier de Zeus).

Quels sont ces douze grands combats ? Et à quoi servent-ils lorsque les ambitions mondaines du sujet s'effacent au moment même où il réalise qu'il n'a plus rien à prouver, à l'instant même où, en franchissant la barre du diaphragme, il « se met à part pour naître » et se sèvre des mondanités ?

Si les Travaux d'Hercule sont bien les analogons mythologiques des douze paires de côtes, ils sont en relation avec l'organe central que protège la cage thoracique : le cœur. Il s'agit de douze combats pour l'épanouissement des qualités symboliques de l'organe solaire[13].

En remontant le long du schéma corporel, nous rencontrons d'abord deux côtes *flottantes,* comme pour rappeler que l'homme qui s'est mis à part n'est pas encore solidement ancré à son destin. Pour s'affermir, il doit :

> 12ᵉ côte : Ouvrir le petit anneau de l'ego en accueillant une première expérience d'Éveil. Ai-je contacté au moins une fois dans ma vie un espace de paix qui me rend invulnérable et accroît en même temps ma sensibilité au monde ? (le Lion de Némée / le Lion zodiacal). Cette première expérience du numineux suit assez logiquement le mouvement ascensionnel de la conscience-énergie hors du monde du ventre, là où

---

[13] Nous ne pouvons ici que résumer, sans le justifier comme il le faudrait, le sens des douze Travaux. Le lecteur intéressé pourra se reporter à *La voie du héros* (éditions de Janus). L'ordre des côtes en partant du bas suit la séquence chronologique des Travaux d'Hercule. Hercule est par ailleurs un « héros solaire » qui parcourt les douze signes du zodiaque, l'écliptique.

l'homme-nombril se construit en s'appuyant sur les qualités, les vices et les peurs associés à chaque viscère.

11ᵉ côte : Se libérer de l'esprit critique et *traverser* les zones d'ombre nées de l'histoire personnelle et de celle, si chaotique, de l'humanité. Suis-je capable de traverser *les puanteurs du monde* auxquelles je suis devenu(e) si sensible ? (l'Hydre de Lerne / le Cancer). Poser sa conscience dans la clairière du Soi puis veiller à ce que les ombres du passé et de l'entourage n'éteignent pas cette précieuse lumière, ce fragile et puissant état intérieur, dessine un premier couple de forces.

Apparaissent ensuite, toujours en remontant, les trois « fausses » côtes reliées au sternum par un cartilage commun. Voici trois combats pour maintenir une relation privilégiée à l'Esprit, aux dorsales, aux « d'or S al » :

10ᵉ côte : En devenant conscient de son destin. Ai-je conscience de la valeur, de la nécessité et de l'unicité de ma mission ? (le Sanglier d'Érymanthe / le Capricorne).

9ᵉ côte : En ouvrant son corps et son cœur à la Présence. Comment est-ce que j'accueille dans ma personnalité la nouvelle conscience qui s'impose doucement ? (la Biche de Cérynie / les Gémeaux).

8ᵉ côte : En posant sa conscience « au-dessus de son cerveau », au-dessus du mental, afin de recevoir les Idées pures. Suis-je libre des barrières idéologiques qui limitent mon inspiration ? (les Oiseaux de Stymphale / le Sagittaire).

Le sens aigu de la raison de sa vie, l'accueil sensible de cette « mission », suivi d'une posture intérieure de disponibilité aux impulsions de l'Esprit, stabilisent la relation du sujet à son être essentiel.

Puis viennent les sept « vraies » côtes qui sont autant de chemins vers l'Esprit, autant de possibilités de rejoindre la voûte crânienne symbolique. Reliées individuellement aux dorsales, elles préparent l'ascension par le cou menant vers le grand mystère de la tête :

> 7e côte : En recontactant les torrents de vie et d'amour, ces deux émanations du cœur, l'homme héroïque nettoie les encombrements qui inhibaient sa joie. Il renoue naturellement avec les perceptions des mondes subtils. Cela commence en se posant cette question : Ai-je le courage de sortir du déni du « tout va bien » en accueillant sans crainte mes souffrances ? (les Écuries d'Augias / le Verseau).

> 6e côte : Mes créations augmentent elles la présence du vivant dans le monde ou est-ce une action qui accroît la surface de béton sur la planète ? La pensée sert la vie lorsqu'elle réalise qu'elle est une parcelle infime de l'intelligence collective. Il s'agit à présent de métamorphoser le travail en œuvre, de renouer avec la philosophie des anciens alchimistes occupés à accélérer l'évolution du vivant en transformant le plomb « saturnien » en or « solaire », la matière brute en une substance emplie de lumière spirituelle (le Taureau de Crète / la Vierge).

> 5e côte : Derrière l'Œuvre qui œuvre à travers l'ouvrier consacré à son destin agit puissamment la force de Vie, c'est elle qui doit à présent être reconnue et apprivoisée. Ma vie est-elle une participation libre et joyeuse à la Vie ? (les Cavales de Diomède / le Bélier).

> 4e côte : Cela accompli, même partiellement, le guerrier

s'apprête à modifier le regard qu'il porte sur le monde. Il ouvre son cœur à la bonté de l'univers et se laisse guider par ce Flux mystérieux qui, sans cesse, lui offre des signes et le guide. Ai-je confiance en la bonté de l'univers ou est-ce que je crois davantage au modèle darwinien (compétitivité, sélection, violence, etc.) ? (la Ceinture des Amazones / la Balance).

3ᵉ côte : Puis le héros devient semblable au prophète, au moine errant ou au bateleur : sa conscience capte les informations murmurées par les autres mondes. Il les ramène aux siens dans l'espoir de stimuler l'évolution des sociétés et des hommes. Suis-je capable, ne serait-ce qu'un peu, de me relier à l'au-delà afin d'y puiser inspiration et créativité ? (les Vaches pourpres de Géryon / les Poissons).

2ᵉ côte : L'homme engagé sur le chemin du cœur accomplit enfin le mariage sacré avec le Divin en cueillant les pommes d'or qui poussent dans le jardin des Hespérides. Il tient un instant dans sa main ces trois fruits de lumière que sont la pure conscience, la pure béatitude et la pure existence (les pommes d'or des Hespérides / le signe astrologique du Taureau).

1ʳᵉ côte : Le vaillant guerrier abolit finalement *toutes* les barrières qui séparent sa conscience du monde du Mystère. Il sort définitivement de la cage thoracique où longtemps il combattit. Est-ce le moment d'abolir toutes mes certitudes pour m'ouvrir sans crainte à la cime comme à l'abîme ? Si ce Travail est le dernier, c'est peut-être que, ayant aboli toutes ses barrières, le héros solaire sort enfin de la cuirasse qui protège son cœur (la capture du Cerbère / le Scorpion).

Arrivé au terme de ce dernier Travail, Hercule vécut encore quelques aventures puis il atteignit l'immortalité et accéda à l'Olympe, la tête dans la géographie corporelle. Les deux derniers Travaux correspondent aux côtes fixées sur le manubrium, la « poignée » de la lame du sternum. Ils se situent « hors du monde », loin des combats de l'homme, même héroïque. La poignée sert à diriger l'épée. Son maniement dépend de la sagesse de l'« homme qui brille », appelé précisément le « manu-brille-homme » dans le corps. L'avant-dernier Travail se déploie dans le Ciel étoilé et le suivant investigue la nature du Monde-du-Dessous, prémisses à l'immersion du Soi dans le grand mystère d'où il ne reviendra pas.

Les côtes flirtent avec le cœur. Chaque Travail impose d'acquérir l'une des douze qualités que nous revisiterons bientôt par le biais des attributs du dieu solaire qui est archer, guérisseur, prophète, musicien, exilé et source du « Connais-toi toi-même ».

Dans la remontée, la conscience sent les arcs costaux. Ceux-ci sont toujours des « arcs », mais ils prennent aussi le sens d'« archés », ces universaux qui organisent discrètement l'épanouissement des singularités du ventre. Architecture, archétypes, archéologie, arcanes, archéobactéries… tous ces termes parlent des origines et des essences, puis de leur déploiement dans des formes multiples et colorées.

Lorsque l'énergie-conscience remonte le long du schéma corporel, chaque « côte » offre l'opportunité de rencontrer l'un des douze arcs, ces valeurs fondamentales portées par tous les êtres humains. Les côtes visent l'épanouissement du cœur, c'est-à-dire le rayonnement du Soi au sein du sujet. Les « arcs costaux » tendus autour de la « cible » cardiaque rappellent cela.

Notons enfin que le diaphragme s'insère sur les six derniers arcs costaux et, devant, sur l'appendice xiphoïde. Ils correspondent aux six premiers Travaux d'Hercule, ceux que le héros conduisit uniquement dans le Péloponnèse et que nous avons interprétés comme les étapes du passage du personnel vers l'impersonnel.

Revenons un instant sur les douze arcs que la biologie corporelle met en avant, ces états de conscience que le guerrier consacré devrait ciseler autour de son cœur pour accomplir l'œuvre du thorax et se libérer de ses cages.

Les arcs costaux entourent le cœur. Cet organe est l'ambassadeur du dieu solaire dans le corps. Il existe douze tensions de la conscience pour atteindre le cœur de la cible : le Soi. Les tensions et les douleurs dans les muscles intercostaux disent alors les transformations intérieures qui attendent le sujet pour fréquenter le Soi, pour s'approcher de son âme. La première prise de conscience est magnifiquement illustrée par le premier Travail qu'accomplit Hercule. Dans l'intimité d'une grotte, un homme vêtu d'une peau de lion regarde dans les yeux un autre lion, jugé invulnérable et monstrueux. Après une bataille sans armes, dans la pure vérité d'un regard qui ose se voir en face sans tricher, le héros défit l'animal. L'homme se vainquit lui-même en découvrant au fond de son cœur un espace psychique qui clarifie considérablement ses représentations enchevêtrées. C'est que le Lion vaincu est dit « de Némée », « de la Clairière ». Il se meut dans un lieu où pénètre la clarté du soleil. Les douze Travaux représentent douze voies d'accès vers le Soi, vers l'ouverture du cœur. Les côtes disent : debout ! Appelle et mobilise ta force ! Le moment est venu de te rappeler tes objectifs essentiels ! Le mot grec qui désigne l'arc est *bios*. Il nomme également la « vie ». Cette identité n'avait pas échappé à Héraclite pour qui « le nom de l'arc est archée [ou vie], son œuvre, mort » (fragment 53)[14]. Le vivant (*bios*) est semblable à l'arc (*bios*). Il propose une tension permanente entre deux forces antagonistes que le sage d'Éphèse nomme l'« amour » et la « haine ». Du conflit

---

[14] Yves Battistini, *Trois présocratiques*, éditions de la N.R.F.

incessant entre ces deux mouvements contraires naît l'extraordinaire harmonie traduite dans la beauté de la nature. Le héros de la cage thoracique ressemble à son arc. Il possède un corps et un esprit vibrants, harmonisés et emplis d'énergies. Il sait que la vie est un combat. L'art militaire et le sport l'ont préparé à cela. Si le bois de l'arc renvoie au corps de l'homme, la corde signe sa résonance. Lorsque le corps écoute les résonances intérieures, l'homme héroïque entre sur le chemin de la réalisation du Soi. Il sent dans sa chair un vibrant appel. Il abandonne les besoins narcissiques de reconnaissance sociale du ventre pour entrer dans l'aventure intérieure. Il devient « fou » aux yeux du monde, brûle ses acquis et obéit à l'ordre que lui intime la Pythie : accomplir les douze Travaux. Le héros est « costaud » : il a conscience des douze tensions costales qui le conduiront bientôt vers son essence.

Ces essences, les fruits de chacun des Travaux, s'expriment par des qualités ou états de conscience nés d'un contact toujours plus intime avec le Soi, avec le cœur. Nous pouvons les exprimer de la manière suivante :

- La dissolution progressive de l'ego, de plus en plus sensible à la présence du Soi

- Le sens de son destin, la réponse de la question « à quoi ma vie sert-elle dans le monde ? »

- Le sens de l'Immense, une communion croissante avec le non-moi.

En plus de son arc, l'homme fort dispose d'une épée que le corps matérialise par le sternum.

Les mythopathologies du thorax

Le thymus

Le corps demande un retour vers les mythes fondateurs du sujet. Sont-ils suffisamment défendus ? Écoute-t-il suffisamment les appels du Soi qui deviennent si pressants ?

L'os xiphoïde

Il est sujet aux fractures. C'est assez cohérent puisqu'il s'agit du glaive qui porte les combats de l'homme héroïque, extérieurs d'abord, intérieurs ensuite. Sa fracture pourra « dire » au sujet que le passage d'un mode de combat vers l'autre est instamment demandé par la vie.

Côtes cassées

Chaque côte correspondant à l'un des douze Travaux d'Hercule, il faudra se poser la question correspondante à celle qui est blessée. Par exemple, la première côte flottante pourra parler d'une blessure d'orgueil qu'il est temps de cicatriser en abandonnant un peu de son amour-propre (le Lion de Némée).

Le récit de la cage thoracique

Le thorax, avec ses vertèbres dorsales, ses douze paires de côtes, le sternum et le thymus, engage de bien des manières des questions métaphysiques. Si les viscères abdominaux s'occupaient de l'élaboration du sujet et tournaient autour de la psychologie, l'univers cardiaque interroge la nature du divin en l'homme et la manière de la révéler.

L'involution

Si la tête est un ciel, le cou représente le lieu de la chute hors de ce paradis avec, en son milieu, l'objet du délit : l'appropriation de la pomme qui conféra au premier couple la connaissance du bien et du mal tout en lui interdisant l'accès à l'arbre de vie. Voici l'interprétation qu'en propose un commentateur d'Hegel :

> « Dans ce passage magnifique, Hegel affronte le problème du péché originel ; celui-ci est, aux yeux de Hegel, le moment de la perte de l'identité à soi-même, c'est-à-dire que l'acte comme interdit (la prohibition du fruit) devient le Mal, le mal introduisant la dualité. L'esprit est en effet identité à soi-même, c'est-à-dire ce moment où les processus de différence entre la raison et l'entendement ont été surmontés ; pourtant, Hegel choisit de placer très nettement le moment du péché originel dans la section « Esprit », introduisant ainsi une ultime scission en plein cœur de l'aboutissement du progrès conscientiel. Pourquoi opère-t-il pareil choix ? Je crois que

<blockquote>
Hegel a en vue un mouvement très clair : faire subir à l'Esprit l'ultime épreuve de l'altérité, c'est-à-dire introduire la scission avec le divin, qui se trouve être le péché. Geste radical qui ne pouvait survenir que dans la section Esprit. « Dès lors que cette entrée en soi-même de la conscience existante se détermine immédiatement comme le devenir *non identique* à soi-même, c'est le *Mal* qui apparaît comme la première existence de la conscience entrée en elle-même ; et comme les pensées du *bien* et du *mal* sont tout simplement opposées, et que cette opposition n'est pas encore dénouée, cette conscience n'est essentiellement que le mal[15]. »[16]
</blockquote>

Pour le philosophe, Bien et Mal ne se réduisent pas à des jugements de valeur, ce qui les ferait appartenir à l'espace du ventre, mais sont des réalités métaphysiques autonomes. Si, dans un premier temps, elles se définissent l'une par rapport à l'autre, elles prennent ensuite chacune leur indépendance.

L'analyse symbolique suggère que cette division entre « bien » et « mal » correspond à une séparation entre l'intelligible et le sensible, entre Adam, qui nomme les « objets » de son environnement, et Ève, qui ne demande qu'à *goûter* le fruit défendu. L'intelligible séparé du sensible élabora finalement la moderne société du spectacle, fondée sur la consommation et la représentation, oublieuse des profondeurs de l'expérience directe comme la pratiquaient naguère les chamans, les saints et les yogis.

Le thymus est la métaphore biologique d'un autre processus, celui de l'incorporation de l'âme dans la chair. Son double sens d'« excroissance verruqueuse » et d'« âme » rappelle la difficulté de cette entreprise. Une verrue est en effet un « verrou », un espace psychique de blocage et de résistance. Pour des raisons symboliques trop longues à développer ici, nous y voyons la mise en place des mémoires de la Lune noire

---

[15] Hegel, *Phénoménologie de l'esprit*, traduction de Jean-Pierre Lefebvre, Aubier, 1991, p. 501.
[16] Ce commentaire est tiré d'un article sur Hegel, publié ici : http://nezenlair.unblog.fr/category/esoterisme/gnose, qui propose une réflexion remarquable sur les liens entre philosophie et ésotérisme.

corrigée lors de l'étape solaire du processus d'involution[17]. Si le thymus maintient la mémoire de nos mythes fondateurs, des valeurs portées par notre âme, il rappelle que ce processus de descente de l'âme dans la chair est une opération douloureuse qui génère bien des souffrances, comme la nostalgie de l'Étoile, la douleur de la séparation d'avec la « Maison du Père » en terminologie chrétienne, l'agglutination des mémoires collectives meurtries de l'Histoire, qui serviront plus tard à façonner l'identité du sujet dans le ventre. Lorsque le pur rencontre l'impur, lorsque l'âme prend contact avec la matière fœtale imbibée de l'histoire familiale, nationale et tout humaine, il se forme une « excroissance verruqueuse » et son équivalent sur le plan psychique : le noyau agglutiné[18] de nos peurs les plus profondes. Longtemps, l'épée flamboyante du sternum se porte en avant avec suffisance dans des combats extérieurs, car le sujet craint de rencontrer son noyau psychotique. En agissant dans le monde, il se protège de lui-même et de ses souffrances essentielles. Il en profite aussi pour vivre sereinement et élaborer un « moi » dans son abdomen.

Mais, un jour, s'impose à lui un besoin impérieux : revenir vers la cime de sa voûte crânienne.

L'évolution.

Tout commence par un « moi » stable centré autour du nombril. Puis le sujet « se met à part » et franchit la barrière du diaphragme. Il rencontre la dernière côte flottante et, pour la première fois de son existence, contacte au fond de lui-même un espace sensible où se déploie la lumière de la transcendance (le Lion de Némée). Ce premier Travail d'Hercule sera suivi de onze autres, jusqu'à l'ultime dissolution de toutes les barrières et le retour vers la non-dualité (douzième Travail, première côte).

---

[17] Luc Bigé, *La Lune noire, un vertige d'absolu*, éditions de Janus.
[18] Le noyau agglutiné est plus généralement nommé noyau psychotique. Nous reprenons ici le terme utilisé par l'école freudienne d'Argentine.

Entre-temps, il va falloir entrer dans la grande lessiveuse en laissant se dénouer les douleurs intercostales qui portent deux types de souffrances : celles nées du processus d'incarnation de l'âme dans le corps et celles produites par les systèmes de défense du Soi (le cœur) dans un monde plongé dans le mensonge et l'« ignorance ». Nous employons ce terme au sens que lui confère la philosophie orientale. Il ne s'agit pas de l'absence de savoir, mais de la privation de l'expérience directe du Soi. C'est ce manque d'expérience qui produit le « mensonge », c'est-à-dire des comportements et des croyances fondés sur des pensées, des raisonnements et des désirs invérifiés par un contact direct avec le monde du Mystère. C'est précisément la tâche de la 8e côte et du Travail d'Hercule correspondant, les Oiseaux de Stymphale, que de rétablir cela. Dans la remontée, il s'agit de la dernière « fausse côte », les suivantes sont directement rattachées à la lame du sternum.

Puis vient la 4e côte en résonance avec le thymus. Entrer dans le don de son Royaume en imitant le geste de la reine des Amazones, alors que toute la vie de l'homme héroïque fut bâtie sur ses succès guerriers, n'est pas chose aisée. Des peurs paniques s'élèvent du tréfonds de son inconscient. Rencontrer le noyau agglutiné (ou psychotique) n'est évidemment pas une chose facile ! Les ramifications du noyau psychotique durcirent les muscles intercostaux et firent finalement du thorax une cuirasse. Longtemps, l'accès à cet univers des angoisses existentielles fut protégé par l'épée flamboyante du sternum.

Nous n'en sommes encore qu'au thymus ! Il reste la longue traversée du cou menant vers la tête.

Comment se préparer au grand passage ? Donnons à nouveau la parole à Hegel et à son commentateur :

> « Admirons le mouvement de pensée hégélienne qui est stupéfiant d'intelligence ; le mal engendre une scission par laquelle le bien et

le mal diffèrent ; cette scission est absolutisée par son autonomie ; bien et mal mènent chacun leur route indépendamment de leur opposition ; **or cette route prend fin dans la mort, dans la mort de la conscience. Mais au sein même de cette mort se joue la naissance par la résurrection d'une nouvelle figure, celle de l'esprit absolu pour lequel le bien et le mal ne diffèrent pas**[19] ; autrement dit, le bien et le mal ne diffèrent que pour un point de vue qui leur serait immanent ! Dieu et le Diable ne sont que les deux côtés opposés d'une seule pièce, que seule la représentation nous fait prendre pour des oppositions irréductibles ; le point de vue supérieur, celui de l'esprit absolu permet de les envisager comme ce moment encore lié à la représentation où l'on s'imagine à tort que cette opposition est irréductible. Hegel nous invite ainsi à penser à travers un point de vue qui serait le point de vue de Dieu lui-même, celui par lequel est dépassée l'opposition du bien et du mal. Les fondements de ce dépassement, nous l'avons dit, c'est la Christologie ; le Christ divin a vaincu la finitude, en surmontant la mort. Par ce geste, l'essence divine vainc la finitude, l'infini surmonte le fini, Dieu surmonte la mort. Mais en dépassant la finitude, elle se pose du même geste comme identique à elle ; « l'essence divine est *la même chose* que la nature dans toute son ampleur, tout de même que la nature séparée de l'essence divine n'est que le *Néant*. » De même que le bien et le mal sont identiques dans le mouvement de leur disparition, Dieu et la nature, l'infini et le fini se rejoignent dans cette communion de l'esprit, révélée par le Christ ; dans l'Esprit s'abolissent les différences que l'on croyait irréductibles, qu'elles fussent celle du bien et du mal, ou celle de Dieu et de la nature. Le Christ, en ayant endossé la finitude naturelle, a indiqué la voie de ce mouvement gigantesque par lequel l'infini porte en lui le fini (incarnation), où le fini semble vaincre l'infini (la passion et la mort), mais où l'infini triomphe du fini dans une synthèse supérieure (la résurrection et le Christ en Gloire) que Hegel nomme Esprit. »

La mort de la conscience ! Ultime sacrifice pour traverser le cou et retourner dans le paradis des origines. Cette scène grandiose, le Christ l'a vécue sur le *Golgotha,* qui se traduit précisément par « *le lieu du crâne* » ! La Crucifixion suivie de la Résurrection « effacent » le mystère de la Chute. La tradition ésotérique associe ce passage à la « quatrième initiation » et, techniquement, à la destruction du corps causal, la demeure de l'âme. Grâce à ce grand sacrifice qui reconnaît puis accepte que l'âme ne soit pas une finalité en soi, mais seulement un véhicule de conscience intermédiaire pour contacter l'Esprit, il

---

[19] C'est nous qui soulignons.

s'établit une relation directe et sensible entre ce dernier et le corps physique, d'où sa résurrection.

Les axes sémantiques

Involution

La cage thoracique : une cuirasse de protection qui favorise une tendance à la domination, pour conjurer la peur de la mort.

Le thymus : les valeurs essentielles du sujet et la nostalgie de sa vraie demeure.

Les côtes : tous les efforts pour paraître fort.

Le sternum : les combats pour s'affirmer dans le monde.

Évolution

La cage thoracique : des relations « côte à côte », de sujet à sujet co-opérant. L'association de l'*animus* avec l'*anima,* que nous retrouverons dans le couple cœur/poumons.

Le thymus : le nettoyage des plus grandes peurs agglutinées au sein du « noyau psychotique ».

Les côtes : les douze grands Travaux qui élargissent la conscience ordinaire du sujet.

Le sternum : les combats au nom de valeurs essentielles codées par les mythes qui fondent notre identité en tant que personne particulière (le thymus).

Il est temps à présent d'explorer le sens symbolique des poumons et du cœur, ces espoirs fous qui motivent nos combats héroïques.

Les poumons

« C'est ici seulement que l'homme sent l'air pénétrer facilement dans ses poumons, qu'il vit, qu'il pense. »

Gustave Aimard, *Les Trappeurs de l'Arkansas* (1858).

Étymologies et expressions

Le terme « poumon » vient du grec *plein*, « flotter ». Le poumon est donc un organe plus léger que l'eau. Quant à l'anglais *lung,* il partage la même racine indo-européenne que *light,* accentuant lui aussi la notion de légèreté. Son homonyme, *lights,* introduit l'idée de lumière. Il s'agit de l'oxygène, la partie « feu » de l'air qui attise la flamme et maintient la chaleur interne du corps. La part « incandescente » de l'air, l'oxygène, se fixe sur un autre « feu » : les globules rouges. L'oxygène est le feu secret de l'air.

Le poumon est donc un organe qui flotte sur l'eau. Lorsque la conscience s'y pose, elle reste en contact avec les émotions, mais ne s'y noie pas ! Elle est plus légère, plus souple et plus

libre que tous les flots émotionnels, fussent-ils extatiques !
Respirer, c'est être libre. Libre de la pression sociale et des
dépendances affectives qui maintiennent la conscience dans le
cocon des valeurs tribales et familiales élaborées dans le ventre.
Avoir de la difficulté à respirer, c'est aspirer de toutes ses
forces à cette liberté.

Les minuscules cuvettes qui tapissent les poumons, les *alvéoles*,
viennent du latin *alveu*s, qui se traduit par « petit baquet » ou
« petit panier ». Ceux-ci désignaient à l'origine les cellules de
cire hexagonales fabriquées par les abeilles. La langue des
oiseaux décode « Al V Eol » : « Dieu (Al) se concentre (V)
pour féconder l'Air (Éol, le dieu du vent), un Élément
traditionnellement associé à la pensée. Les poumons et ses
alvéoles évoquent une pensée vivifiée par le feu de l'intuition,
un air chargé de lumière. Bien penser, n'est-ce pas « être bien
inspiré » ?

Le langage évoque les *bronches* lorsqu'il s'agit de dire « oui »
sans retenue, comme dans l'expression « ne pas broncher ».
Elles marquent l'impossibilité du refus face à une situation
jugée coercitive. Les bronches représentent le lieu de nos
acceptations et, en cas de pathologie, de nos refus impossibles
que le corps prend en charge. Notons la proximité euphonique
entre « bronches » et « branches », qui sera utile dans
l'exploration du symbolisme de l'arbre pulmonaire.

La *plèvre* qui tapisse les poumons vient de l'ancien français
« pleure », le « u » fut remplacé par le « v » pour le distinguer
du verbe « pleurer ». Le terme « pleurésie », l'inflammation de
la plèvre, a néanmoins conservé l'ancien mode d'écriture. La
langue des oiseaux décode « P-lèvre » : « paix lèvres ». Cette
partie de l'anatomie pulmonaire semble accumuler le chagrin et
la tristesse, peut-être en raison de paroles jamais exprimées à
force de vouloir conserver la « paix des lèvres », c'est-à-dire
une harmonie de surface.

Signalons les expressions « prendre *la vie* à pleins poumons », qui accentue le symbolisme vital de l'organe de la respiration, et « ça va, *vieille branche* ? », pour réitérer l'amitié et le sentiment d'appartenance à une branche d'une tribu commune.

La *carène* désigne le lieu où des bronches se séparent pour la première fois en deux parties. Ce terme se traduit par « coquille de noix » et deviendra plus tard un mot marin pour désigner un bateau.

Biologie

Les poumons sont séparés par le médiastin, de part et d'autre duquel ils adoptent la forme d'un demi-cône tourné vers le sol. En bas, ils reposent sur le diaphragme. En haut, ils dépassent le bord supérieur de la première côte pour monter jusqu'au-dessus de la clavicule placée à la base du cou. Leurs parois tapissent les côtes et les muscles intercostaux. Le poumon droit est formé de trois lobes séparés par des scissures, le gauche en possède seulement deux.

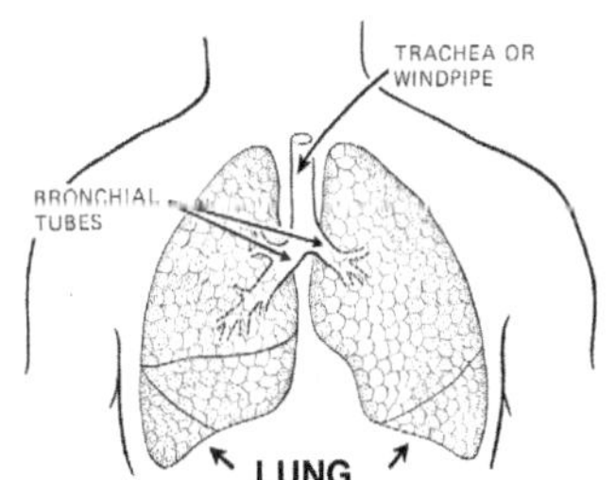

Les poumons avec ses trois lobes à droite et ses deux lobes à gauche[20].

L'organisation biologique des poumons avec ses bronches, ses bronchioles et ses alvéoles optimise la surface d'échange entre l'air et le sang. Le monde extérieur pénètre dans le monde intérieur sous la forme d'un unique principe utile : l'oxygène,

---

[20] Source : Archives of Pearson Scott Foresman, pour Wikimedia Foundation

ce Feu de l'air. Or le Feu, pour reprendre l'expression de Gaston Bachelard, symbolise « l'ultra-vivant[21] ». La vie d'un corps se perçoit immédiatement à sa chaleur et à son activité. La température est, du reste, exactement définie par le mouvement, puisque le zéro absolu (- 273°C) correspond à l'arrêt total de l'agitation moléculaire.

Dans les poumons, l'Air porte un Feu unique et le transmet à l'Eau sanguine. Quelle merveille de simplicité ! La pensée qui accepte de se laisser féconder par une étincelle de lumière devient un aliment qui transfère une semence d'enthousiasme au moi psychique.

Dès sa naissance, le bébé déploie deux modes de relation au monde. Par la tétée du lait maternel, il met en route l'autonomie de son système digestif ; par l'inspir, il absorbe de l'air dans ses poumons. Si les poumons intègrent un principe unique, les viscères accueillent le multiple avec trois nutriments essentiels : les lipides, les glucides et les protéines. Contrairement au système digestif, la poitrine puise dans l'Immensité pour en extraire un élément singulier. À chaque inspiration, le sujet fait entrer en lui une part de ciel et s'y relie en tant qu'être fini. L'étage corporel des poumons propose à l'homme d'ouvrir sa conscience à l'immensité de ce qui est donné pour alimenter un feu singulier en soi. N'est-ce pas cela, le mystère de la grâce ? Car l'air reçu par les poumons est donné, la nourriture enfournée dans l'estomac est produite, souvent cuisinée ! La sphère pulmonaire parle de notre relation à la bonté et à la générosité de l'univers ; la sphère digestive suppose un savoir-faire, un travail des matières, une technologie du feu.

Le « moi », symboliquement relié aux viscères, et le « Soi » emmailloté dans les côtes grandissent de conserve. Pourtant, le second doit attendre la maturité du premier pour pouvoir se déployer pleinement. Longtemps, deux idéaux se confrontent.

---

[21] Gaston Bachelard, *La psychanalyse du feu*, éditions Folio Essais.

L'idéal social des viscères est un modèle *de consommation* durable assurant une sécurité affective (Eau) et matérielle (Terre) à ses participants. Mais l'homme n'est pas seulement un mammifère intelligent qui vivrait, idéalement, dans un univers de consommation durable. C'est aussi un être respirant qui porte dans ses poumons l'étincelle d'un feu vivifiant. L'idéal social des poumons sera fondé sur la communication (Air) et l'échange de cœur à cœur, ou d'âme à âme. Rappelons que celle-ci est symboliquement nommée par le thymus. La joie d'un partage authentique, mais aussi les peurs liées aux déceptions qui naquirent de tous les idéalismes déçus, sont stockées dans les poumons. Les côtes, qui entourent ces organes, rappellent sans cesse que l'amour n'est réaliste qu'entre deux *sujets* « côte à côte », dans la pleine acceptation de leurs différences et de leurs distances. Longtemps, les aspirations du cœur furent en conflit avec les idéaux des viscères. Le diaphragme dessinait une muraille de séparation. Un jour, celle-ci s'assouplit et l'air appuya plus profondément sur les viscères jusqu'à ce que le « Soi » puisse se reposer sur les qualités du « moi » pour s'affirmer dans le corps et dans le monde. Les deux systèmes vitaux du nourrisson se sont alors rejoints.

La respiration est une activité corporelle autant automatique que volontaire. Il est possible en effet de la contrôler en pratiquant des exercices, mais elle fonctionne aussi toute seule lorsque la personne est occupée à autre chose. Heureusement, du reste ! L'étage thoracique est donc plus conscient que l'espace abdominal totalement automatisé. Si l'automatisation est le rêve du ventre, les choix conscients appartiennent au monde du thorax. Le mythe accompagne cette observation physiologique, puisque le premier choix de l'Homme fut de cueillir le fruit mûr offert par l'arbre placé dans le premier jardin. Mais s'agit-il de l'arbre pulmonaire ? Et si oui, de quel poumon parle-t-on : le droit ou le gauche ?

L'arbre pulmonaire

Voici infiniment plus qu'une simple métaphore ! Une observation attentive de l'arbre végétal et de l'arbre pulmonaire suggère des rapports analogiques très précis entre les deux « espèces ».

> « Le poumon, dit Laguesse, est un arbre creux, ramifié presque à l'infini, dont les nombreuses branches sont les bronches, dont les rameaux ultimes ou canaux alvéolaires s'élargissent, s'alvéolisent et changent de structure pour revêtir les caractères des surfaces respiratoires[22]. »

Les bronches – un terme si proche de « branches » ! — apparaissent après la division de la trachée. Puis elles se séparent à nouveau en deux, exactement comme un arbre qui déploie ses branches à partir de son tronc. L'arbre bronchique est donc formé de divisions successives, environ quatorze générations chez l'adulte. Par analogie, les alvéoles correspondent aux feuilles de l'arbre. Elles assurent les échanges gazeux entre l'air et le sang, exactement comme les chloroplastes des végétaux captent le gaz carbonique de l'air pour assurer sa « respiration » et nourrir sa sève. D'une certaine manière, le sang rouge du mammifère est l'équivalent de la sève, ce « sang vert » de l'arbre. La chlorophylle présente d'ailleurs une structure chimique quasi-identique à celle de l'hème des globules rouges du sang. Seul l'atome de fer est remplacé par un ion magnésium. Chose très étonnante si l'on se souvient que la phylogenèse des mammifères et des végétaux a suivi des voies distinctes.

Les poumons reçoivent l'air, qui s'enfonce jusqu'aux alvéoles. Ensuite, les capillaires sanguins captent l'oxygène, qui se fixe sur l'hémoglobine. Le sang rougit et rejoint le cœur, qui distribue à son tour le liquide oxygéné à l'ensemble de l'organisme. Le gaz carbonique de l'air est finalement redonné au monde extérieur par l'expiration. L'arbre végétal procède à

---

[22] A. Calmette, *Infection bacill. et tubercul.,* 1920, p. 128.

l'opération inverse. Il capte le gaz carbonique de l'air et redonne de l'oxygène. L'analogie entre l'arbre pulmonaire et l'arbre végétal est remarquable, car non seulement ces deux figures sont morphologiquement analogues, mais elles accomplissent la même fonction : respirer afin de donner de l'énergie au métabolisme. Mais les poumons des mammifères n'imitent qu'imparfaitement la suprême réussite du monde végétal, qui sait mieux que nous se nourrir de lumière.

Pour comprendre le symbolisme des organes de la respiration, nous allons interroger les arbres, en remarquant d'ores et déjà leur caractère féminin, puisque c'est l'essence même de la nature. L'exploration des symboles dans les rêves éveillés confirme cela :

> « L'arbre est **d'essence féminine**. Innombrables sont les rêves dans lesquels la femme s'identifie à l'arbre et même devient un arbre qui s'enracine et déploie son feuillage. Une psychologie féminine, devant une image d'arbre, se sent tout de suite participant au flux de la sève. Devant une fleur ou un arbre, la rêveuse éprouve immédiatement le désir de se laisser glisser dans la tige ou dans le tronc, de descendre dans les racines, de se charger de la substance puisée dans l'humus et de remonter, pleine de vie, jusqu'à renaître d'une corolle. La femme et l'arbre ont en commun l'acte sacré qui assure depuis le fond des temps la chaîne de la vie : l'acte de porter fruit. Une femme qui rêve d'arbre ne connaît plus la solitude. C'est dire aussi que si l'arbre est femme, vie, genèse, il est *mère*. Quand la rêveuse s'identifie à l'arbre, le rêveur, lui, projette sur le végétal soit l'image de la mère, soit la puissance mystérieuse de son *anima*[23]. »

L'arbre est une image de croissance et d'épanouissement vers un ciel. La graine minuscule donnera, en quelques dizaines d'années seulement, un organisme immense qui déploiera bientôt ses branches et ses feuilles avides de lumière, capable de tutoyer l'azur. Cette force ascensionnelle se développe intensément pour recevoir, et non pour prendre, comme le ferait la part masculine de l'être humain. Elle est désir orienté vers la réception d'un ciel.

---

[23] Georges Romey, *Encyclopédie de la symbolique des rêves*, éditions Quintessence.

D'un ciel ? C'est sans doute vrai pour le végétal, mais qu'en est-il de l'arbre pulmonaire tourné vers la terre, en position inversée par rapport à ceux qui croissent dans nos campagnes ? Alors un autre arbre se profile : celui de l'évolution des espèces et, plus spécifiquement encore, celui de la généalogie familiale. Les quatorze divisions de l'arbre bronchique métaphorisent la succession des générations au sein d'un même clan. Les poumons conservent les mémoires de l'arbre généalogique familial. Si chaque alvéole est unique et a le devoir d'incorporer une part d'enthousiasme oxygéné pour le bon fonctionnement de l'organisme, elle descend d'un « arbre », d'une histoire transmise par les diverses branches de la famille, passées et présentes. Histoire qu'elle transmettra à son tour à ses enfants.

Les poumons disent la nature des liens familiaux et la manière dont la personne se relie à ses ancêtres. En tant qu'alvéole recevant le Souffle, le sujet se relie à l'Immense ; en tant que substance matérielle, il appartient à un arbre dont il dépend. La question des poumons sera donc la suivante : comment déployer et assumer ma part d'unicité dans un milieu clanique où la pression sociale est si forte ? Chacun n'est-il pas seul à porter sur ses épaules ou, plus précisément, dans ses poumons, le poids de ses ancêtres ?

Dans les poumons se cristallisent les mémoires transgénérationnelles (l'arbre généalogique) et celles des éventuelles « vies antérieures » du Soi (l'arbre de l'évolution des espèces). Ses branches portent le poids d'un passé qui empêche le sujet de broncher en le soumettant à la pression parfois étouffante d'habitudes ancestrales. L'asthme, l'impossibilité de respirer en prenant pleinement son espace, est la manifestation de cela.

Dans l'involution, lorsque la conscience-énergie descend le schéma corporel à partir de la tête, l'arbre pulmonaire semble tenir debout sur son pied qui n'est autre que la trachée. La conscience part de l'idéal, mais elle s'en éloigne de plus en plus en suivant le schéma de la division des bronches en quatorze générations. La personne se perçoit néanmoins comme le fruit d'une ascendance, heureuse de se sentir liée aux générations passées. Son accomplissement et ses souffrances sont ceux de son arbre. En revanche, dans le processus d'évolution, lorsque la conscience remonte des pieds vers la tête, la perspective change radicalement. Chaque division de l'arbre pulmonaire devient une réunification et une nouvelle synthèse… jusqu'au retour vers la « trachée » qui, dans notre extraordinaire langue française, dit « T Arché », « tu es l'archétype ». La pensée qui divisait pour comprendre suit à présent le chemin inverse : elle rassemble ce qui fut séparé, elle comprend enfin que l'union des contraires est la source du vivant ! Elle devient l'archétype, là où l'ombre et la lumière se côtoient *avant* leur division en « un jour » et « une nuit », comme dans le yin et le yang de la tradition chinoise.

Et puis, une autre image remarquable surgit. Celle d'un arbre inversé. Ses racines poussent dans le ciel et ses branches s'épanouissent sous l'héliotropisme du cœur, qui tient lieu de soleil, placé au-dessus de la coupole diaphragmatique.

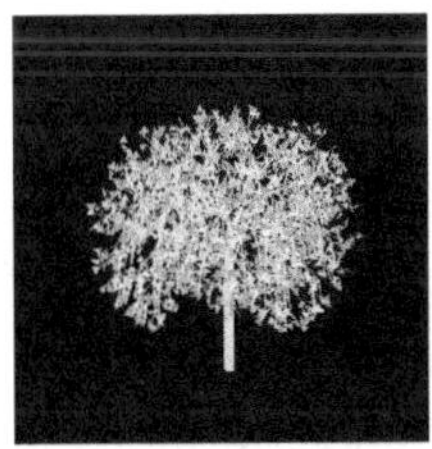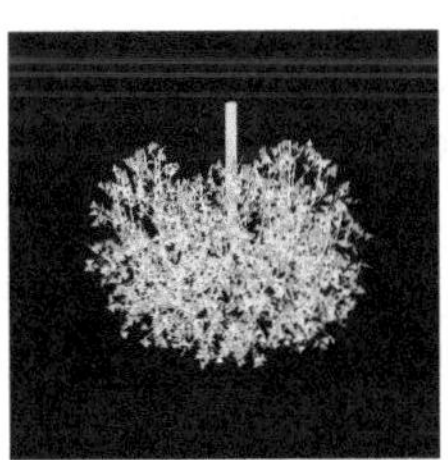

Lorsque la conscience descend le long du schéma corporel, le sujet se considère comme un fruit singulier de son arbre généalogique (à gauche). Mais, dans la remontée, l'arbre pulmonaire s'inverse. Ses bronches et ses alvéoles « reçoivent » la chaleur et la lumière d'un nouveau soleil : le cœur, épanoui sous la voûte du diaphragme (à droite)[24].

---

[24] Source : WikiCommon,
https://commons.wikimedia.org/wiki/Tree#/média/File:L-system_Tree05.jpg

La filiation perd son caractère biologique et psychologique pour devenir philosophique et spirituelle. La personne commence à sentir que son appartenance à une famille de pensée ou à une fraternité d'Esprit est plus importante que son allégeance à des modes de vie claniques. À la question « Quelle est votre famille ? », elle répondra « l'épicurisme », « le scepticisme »… ou « le symbolisme ». En d'autres termes, elle pense par elle-même en fonction d'un désir de lumière et de compréhension élargi. Mais n'est-ce pas la première fonction des poumons et du cœur que de rendre l'Air, cet élément qui métaphorise si bien la pensée, utile pour la personne ?

Lorsque l'arbre s'inverse, les racines du sujet commencent à pousser dans son ciel. Le grand végétal propose d'établir une relation vivante entre la Terre et les Étoiles. Le mode de vie du sujet en est profondément bouleversé, ses valeurs changent, ses points de vue se modifient. La mâle violence le quitte. Son courage est un élan du cœur et non une agressivité née de ses frustrations infantiles et de ses effrois indicibles. Orphée qui, par son chant, charme les animaux et les arbres, est le seul héros grec à n'avoir jamais blessé personne. L'homme de cœur découvre enfin que la force et le combat ne sont plus synonymes de violence et d'agressivité.

Le sujet dont la conscience « remonte » des pieds vers la tête tourne son regard vers ses racines célestes et ontologiques. Il se dirige à grandes enjambées, par mille moyens et autant de théories qu'il y a de bronchioles, vers la trachée. Un jour, les multiples familles philosophiques, même contradictoires, se révéleront à lui comme les émanations d'une source unique : *l'Archée.*

Remonter de l'arbre pulmonaire revient à interroger la lignée spirituelle à laquelle le disciple se rattache, cet arbre « généalogique » des maîtres de sagesse avec qui il partage le même *filum* de sens, la même sensibilité d'âme. L'hindouisme connaît bien cela. Entrer dans un ordre ou devenir disciple d'un être réalisé ne signifie pas seulement recevoir l'enseignement d'un sage. C'est encore accepter de se lier spirituellement à une longue tradition de maîtres qui incarnent tous une qualité d'énergie spécifique et commune, pour en devenir à son tour le véhicule. Le disciple conserve, bien sûr, ses caractéristiques de sujet développées dans les viscères de l'abdomen, mais celles-ci sont mises au service d'une force « transpersonnelle » qui colore et anime l'école spirituelle à laquelle il fait allégeance.

Cette image d'un arbre inversé éclairé par le cœur-soleil est présente dans les mythes sémitiques comme dans l'univers indo-européen. Ses racines puisent leur sève dans le ciel pour la diffuser sur la terre. Dans la culture hébraïque, « *l'arbre de vie s'étend du haut vers le bas et le soleil l'éclaire entièrement* » (Zohar) et en Inde, « *c'est vers le bas que se dirigent ses branches, c'est en haut que se trouve sa racine. Que ses rayons descendent sur nous !* » (*Rig Véda*). Quant à la *Khata-Upanishad*, elle relie explicitement l'arbre inversé à la source de la vie spirituelle : « *Cet Açvattha éternel, dont les racines vont vers le haut et les branches en bas, c'est le pur, c'est le Brahman ; le Brahman, c'est ce qu'on nomme la Non-mort. Tous les mondes reposent en lui* ».

Lorsque la conscience franchit le diaphragme, elle traverse une coupole de séparation : elle « se met à part pour naître ». Elle quitte l'abdomen, que nous avons naguère lu comme « le domaine (DOMEN) de l'abbé (AB) », pour rencontrer, en une sorte de face à face, le dieu du cœur. Les combats héroïques du thorax conduisent vers la naissance en Dieu. Cette phase de l'évolution intérieure s'accompagne de grands bouleversements familiaux et relationnels, puisque *l'arbre généalogique s'inverse*. Nous savons, en première approximation, que l'arbre respiratoire exprime la vie relationnelle. Les fidélités familiales et ethniques se dissolvent pour entrer dans la foi, pour devenir une fidélité en Dieu. La vie organique née de l'oxygénation des cellules et de l'activité des mitochondries est progressivement remplacée par une autre énergie de vie puisée dans l'univers, puisée dans la force vivifiante de l'Esprit. La Vie qui vient du cœur se substitue à celle qui monte de la semence biologique. Les valeurs et les particularités portées par l'histoire familiale ne sont plus des supports qui aident à l'accomplissement personnel, comme dans la descente où l'on peut toujours compter sur les siens, mais deviennent des obstacles qu'il faut purifier, car ils brouillent la volonté de l'Esprit qui commence à s'exprimer à travers la personne.

Il est temps d'interroger les mythologies pour poursuivre l'exploration des richesses sémantiques de l'arbre pulmonaire.

Mythologies

Les mythes utilisent l'image de l'arbre de deux manières. Certains reçoivent le feu comme, par exemple, le frêne dont les brandons allumés par l'éclair de Zeus étaient ramassés par les hommes pour un usage domestique ; d'autres portent des fruits goûteux, comme celui du jardin originel. Les premiers transmettent le principe vital. Les seconds sont fructification, floraison à partir d'un bourgeonnement, et nourriture pour les hommes.

Il existe donc deux arbres mythiques. L'Ancien Testament les nomme « arbre de vie » et « arbre de la connaissance du bien et du mal ». Mais ces images dépassent largement le cadre sémitique, puisqu'elles apparaissent aussi dans les mythes scandinaves, hindous et amérindiens. Pour clarifier la situation, il semble que l'arbre de vie corresponde, dans la géographie symbolique du corps humain, à la colonne vertébrale bien « enracinée » en bas dans le coccyx-terre et très ancrée en haut, juste au-dessus de la tête, dans un « troisième soleil » qui complète les deux autres, métaphorisés par le feu du désir placé dans le petit bassin et par la fournaise cardiaque.

L'arbre du bien et du mal, déjà double dans sa dénomination, correspond aux deux poumons. Ses fruits sont particulièrement mis en évidence dans le corps féminin, puisque la poitrine offre à la fois nourriture et boisson au bébé qui vient de naître. Les seins, parfois métaphorisés par des fruits, partagent la nourriture du cœur. La colonne vertébrale, cet arbre de vie, nourrit la personnalité en lui transmettant *des informations* en provenance du cerveau, *via* le feu électrique qui se propage le long de la moelle épinière.

Pourtant, les mythes ne séparent pas ces deux arbres, comme si la fonction fructificatrice des poumons était un rameau de l'arbre plus grand qui part du coccyx et va jusqu'à la fontanelle. Mais nous réservons pour plus tard l'interrogation de l'arbre de vie. Le texte de la Genèse maintient la confusion entre les deux. Il en est de même pour les arbres qui poussent dans le jardin des Hespérides : ils portent des pommes d'or, des fruits magnifiés par le feu.

Pourquoi les fruits de l'arbre sont-ils soumis à une interdiction dans la tradition juive ? Pourquoi sont-ils rendus inaccessibles, comme dans l'histoire de Tantale, ou encore remis à leur place après leur cueillette par Héraclès ? Ces contes tournent autour d'une problématique commune : *l'impossibilité de s'approprier ce qui est désiré*, ce qui revient à se poser l'épineuse question de la légitimité de la propriété privée. Or le premier acte du nourrisson est précisément de saisir ce qu'il désire : le sein maternel, le fruit nourricier du corps féminin.

L'arbre du bien et du mal

Revenons un instant vers les éléments corporels déjà décodés.

Le sternum placé devant les poumons représente la lame de l'épée maniée par les chérubins, ces inébranlables gardiens du chemin conduisant vers l'arbre de vie. La scène biblique est éloquente : l'épée du sternum garde l'accès à la colonne vertébrale qui protège la moelle épinière. Cet « arbre de vie » est au centre du jardin, exactement comme la colonne vertébrale, qui se tient au milieu du dos. L'arbre se ramifie. Deux de ses branches, les poumons comparables à deux arbres entiers avec leurs rameaux, portent des fruits : les seins et les tétons.

> « La femme dit au serpent :
> Nous mangerons les fruits des arbres du jardin, mais du fruit de l'arbre au milieu de l'arbre du jardin, Élohim a dit : « vous n'en mangerez pas, vous n'y toucherez pas afin de ne point mourir. »
> Le serpent dit à la femme :
> « Non, vous ne mourrez pas, vous ne mourrez pas. Car Élohim sait que du jour où vous en mangerez vos yeux se dessilleront et vous serez comme Élohim, pénétrant le bien et le mal[25]. »

Après le repas,

> « Les yeux des deux se dessillent, ils savent qu'ils sont nus.
> Ils cousent des feuilles de figuier et se font des ceintures. [26] »

Notons au passage que le serpent a raison contre Élohim : le Glébeux et sa compagne ne meurent pas après avoir mangé du fruit de l'arbre et leurs yeux « se dessillent » ! Mais ils vont quitter la vie spirituelle offerte par le jardin d'Éden pour entrer dans la vie biologique de la reproduction sexuée. « Figue » a la même racine étymologique que « foie », et la ceinture évoque bien sûr les reins, là où la force se transforme en amour grâce à un processus de conversion.[27]

Si « manger le fruit » est bien un analogon de « téter le lait » dans le monde biologique, une anecdote empruntée à la vie d'Hercule précise cette situation. Encore dans son berceau, le nourrisson prouva sa maîtrise du serpent en étouffant deux énormes reptiles envoyés dans sa chambre par Héra. Juste après cette scène, sa mère l'oublie dans un champ avant sa première tétée. Les cris du bébé attirent l'attention d'Héra qui, par pur

---

[25] Genèse. 3, 2-5.
[26] Genèse. 3, 7.
[27] *Cf.* volume 2 de cette série, consacré aux viscères.

réflexe maternel, le pose sur son sein pour le nourrir. L'enfant tète si avidement que quelques gouttes de lait s'échappent dans le ciel et forment la Voie lactée. Cette voie sera connue pour être le chemin qu'empruntent les dieux pour se rendre dans l'Olympe. Beaucoup plus tard, à l'occasion de son dixième Travail, Hercule n'hésitera pas à tirer l'une de ses flèches en direction d'Héra et la blessera au sein. La déesse, pourtant reine de l'Olympe, s'enfuira sans demander son reste[28] !

Il y a donc un temps pour prendre le sein et un autre pour refuser le fruit. Entre les deux, Hercule a accompli les dix premiers Travaux, que nous avons identifiés aux dix dernières paires de côtes. Le dixième travail, la capture des Vaches pourpres de Géryon, code précisément le moment où la conscience du héros entre en contact direct avec le monde du Mystère. Il devient fécond grâce à sa nouvelle capacité prophétique. Il n'a plus besoin du lait d'Héra pour se nourrir de sens, puisqu'il a à sa disposition un troupeau entier de Vaches pourpres. Il ne lui reste plus qu'à accomplir deux Travaux « hors du monde » : la descente dans le monde des morts... et la cueillette des pommes d'or qui poussent sur les arbres du jardin des Hespérides[29].

Le héros récuse le sein nourricier de la déesse seulement après avoir accompli les dix premiers Travaux du cœur symbolique. Il a ouvert sa conscience à l'Immense, il dirige les Vaches pourpres du troupeau de Géryon, ces puissances créatrices, sources du lait cosmique[30], placées dans l'au-delà. Il récuse le sein d'Héra, car il a conquis la nourriture qui repose dans le monde du Mystère. Cette nourriture sacrée (pourpre) de

---

[28] Il s'agit de la capture des Vaches pourpres de Géryon, qui paissent sur une île située en extrême-occident, « au-delà du grand Océan ». Cet épisode est riche en allusions au lait, puisque Hercule ramènera les vaches laitières et épousera Galata, « blancheur du lait ». Leur descendance donna naissance au peuple des Gaulois.

[29] *Cf. La voie du héros, les douze Travaux d'Hercule,* éditions de Janus.

[30] Volume 6 de cette série, consacré à la tête.

l'inspiration prophétique coule dans son cœur. Sa seule ambition est de la redistribuer au monde sur le long chemin du retour vers Mycènes. Le lait de la déesse, à savoir les systèmes spirituels qui alimentent le sujet, n'est plus utile à son évolution, puisqu'il est devenu semblable à un prophète, puisqu'il a réalisé la totalité du potentiel de l'expérience humaine.

Ayant « ouvert son cœur », *l'homme est maintenant capable de saisir sans s'approprier*. C'est tellement vrai que les fruits des deux derniers Travaux, le Cerbère et les Pommes d'or, seront remis à leur place originelle après qu'Hercule les eut conquis.
Le héros propose une solution à la souffrance de Tantale et au péché d'Adam et Ève.

Adam et Ève est un mythe d'involution, puisque le couple primordial désire (le serpent) s'approprier (manger) le fruit. La chute survient lorsque Ève *saisit* le fruit de l'arbre de la connaissance du bien et du mal. « Saisir », s'approprier une connaissance pour bâtir une théorie, une morale ou une théologie, voilà qui est « mortel », voilà la perte de l'innocence. Le capitalisme, qui s'est développé sur une doctrine de l'appropriation et du pillage, est une doctrine de la chute. Par contre, jouir du savoir en accompagnant sans cesse ses transformations, sans jamais les figer, ni tenter de les saisir, est l'accomplissement de celui qui remonte en conscience vers sa trachée. L'instinct d'appropriation coupe le sujet de la conscience du Flux, du mouvement fluctuant de l'Esprit qui souffle là où il veut, là où il peut. Celui qui est à l'écoute du Souffle n'a plus besoin de travailler, il se laisse porter et guider par la bonté de l'univers, ou de Dieu. Il ne sombre ni dans la paresse ni dans l'hédonisme. Il se laisse œuvrer par un flux qui le travaille sans cesse afin de produire une Œuvre. Alors la malédiction biblique du travail est enfin effacée.

La chute hors du paradis est bien sûr nécessaire, car le Ciel n'a pas besoin d'écervelés épris de toute-puissance, comme il y en a tant, mais de capitaines de navires qui savent leurs ports d'attache et l'art d'orienter le gouvernail. La chute fut nécessaire, car « manger », nous le savons, revient à symboliser en faisant d'un extérieur un intérieur, à élaborer le « moi » puis à bâtir le temple du Soi. Le sujet deviendra plus tard semblable à un bateau aux voiles mues par le Souffle de l'Esprit, avec un capitaine digne de ce nom à la barre : le Soi. La carène, le sternum et les côtes dessinent l'armature de ce bateau céleste dans le corps. Les poumons reçoivent le Souffle comme les voiles du navire, le cœur-soleil-Soi tient la barre pour aller vers un port inconnu.

Le texte biblique pose donc la question de l'appropriation des fruits de l'arbre de la connaissance du bien et du mal. En effet, un cœur ouvert qui ne s'approprie plus est sans jugement, dans l'acceptation des ombres comme des lumières, dans l'accueil de la rectitude du droit comme de la gaucherie du gauche, car il comprend que la vie est une tension née de la rencontre des contraires. Il se souvient du double sens de *bios*.

Étrangement, le serpent ne connaît intimement que le droit ! C'est le seul animal à ne posséder qu'un poumon droit, le gauche étant, selon les espèces, atrophié ou inexistant. Le reptile qui ne connaît que le droit imagine volontiers qu'il est dans son bon droit. L'homme qui voit une chose sans penser son contraire et qui tente ensuite, en toute bonne foi, de la faire assimiler aux autres, rejoue la scène de la chute. Le mal n'est pas la tentation d'Ève, mais la certitude du serpent qui refuse de « re-connaître » l'ambivalence du vivant, qui refuse de « respirer » en pensant « droit » et « gauche », en élaborant des systèmes de représentation tout en concevant l'union des contraires. Cette lecture est accentuée par le nombre des lobes présents dans les poumons, trois à droite et deux à gauche. L'absence de poumon gauche signe une non-intégration de la dualité « du bien et du mal », de la lumière et de l'ombre. Seul le ternaire de l'organe droit existe, avec son système complexe d'explication du monde qui n'inclut pas la contradiction et l'erreur, puisque tel est le sens symbolique du nombre trois. Le serpent ne reconnaît pas la contradiction comme une source de connaissance. Il la récuse au contraire, comme en science.

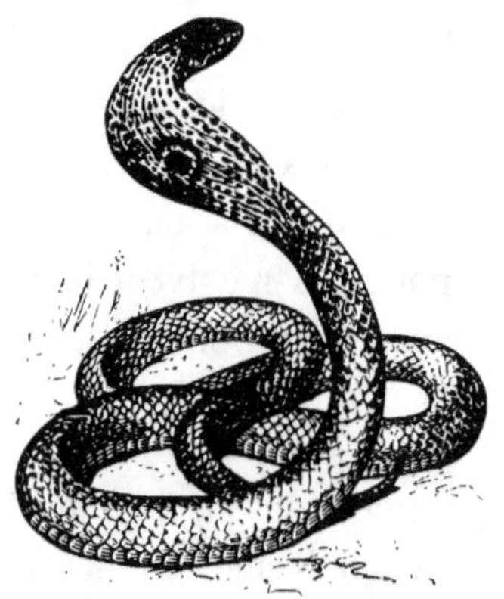

Serpent *Masticophis taeniatus taeniatus*, désert du Nevada[31]

Pourquoi le serpent est-il dans son « bon {poumon} droit », pourquoi s'enferme-t-il dans une logique qu'il estime certaine ? Parce que le système symbolique Adam-Ève-fruit-serpent se situe encore à proximité du paradis des origines, en contact étroit avec l'archée / trachée. Ce que le judaïsme a traduit en s'affirmant comme un « Peuple élu de Dieu », un peuple qui se sent toujours dans son bon droit, quoi qu'il fasse, comme le montre encore l'histoire contemporaine. Or, dans l'involution, le sentiment d'élection conduit à l'orgueil et à l'intransigeance. Par contre, dans l'évolution, la conscience-énergie contacte à nouveau l'archétype et se met à son service au nom de l'humanité entière. Lorsque l'« élection » devient « mission », le cœur s'engage humblement et rythmiquement au nom de l'amour (le sang rouge passion) afin de distribuer sa lumière à chaque cellule de l'organisme.

---

[31] Source Wikicommon https://commons.wikimedia.org/wiki/Category:Close-ups_of_snakes#/media/File:Masticophis_taeniatus_taeniatus.jpg

Pourtant, si le serpent affirme au premier couple l'existence d'un « bon {poumon} droit », une « juste » façon de penser et de communiquer avec l'environnement, les grands sages et les mystiques découvrirent un au-delà de cette pensée qui divise :

> « En vérité, ils ne se tourmentent pas en disant : « Pourquoi n'ai-je pas fait ce qui est bien ? Pourquoi ai-je fait ce qui est mal ? » Celui qui comprend ainsi se libère de ces deux pensées.[32] »

Saint-Jean ne disait pas autre chose :

> « Quiconque est né de l'Esprit ne peut pécher.[33] »

Et, dans la *Bhagavad-Gîta*, lorsqu'Arjuna vit, sur le champ de bataille, ses parents alignés dans le camp adverse, prêts à combattre son armée, il demanda conseil au Seigneur Krishna. Celui-ci lui répondit :

> « Ayant abandonné tout attachement aux fruits de ses actions, à jamais satisfait, sans aucune sorte de dépendance, il {le sage} n'agit pas, bien que par nature il s'engage dans l'action[34]. »

De son côté, la tradition islamique affirme à propos de l'être totalement réalisé que

> « Le soufi est à lui-même sa propre Loi ».

L'expérience du bien et du mal, si nécessaire dans l'involution, s'achève enfin. Dans l'évolution, la conscience respire à pleins poumons le Souffle de l'Esprit pour mieux réduire l'arbre du bien et du mal à ce qu'il est vraiment : une simple pensée pulmonaire.

Alors le cœur devient libre. Libre de quoi ? De vivre l'amour véritable en transformant le sens du partage en don authentique. Le partage implique un échange d'amour entre deux sujets. Il

---

[32] *Taittirîya Upanishad* II, 9, librairie d'Amérique et d'Orient
[33] Évangile selon saint Jean 3, 9.
[34] La *Bhagavad-Gîta*, II, 20, traduction de Sri Aurobindo, librairie d'Amérique et d'Orient.

ne prend pas en compte l'ensemble de l'univers. Il suppose aussi un échange de personne à personne de manière à éviter une dette, donc une relation de pouvoir. Le don va bien au-delà. Il fonctionne lorsque l'amour dépasse l'altérité pour privilégier l'abandon de soi par l'ouverture au mystère. C'est seulement dans la conscience de la globalité de l'univers que le don a un sens, car ce qui est donné interagit toujours quelque part et va vers quelqu'un d'autre, par ricochets improbables et inattendus. L'information, la valeur ou encore l'objet donnés ne sont jamais liés par contrat, ni même par une forme d'échange moral. La gratuité est totale. Alors ce qui est offert sans saisissement circulera librement dans l'univers et ira là où « l'Esprit » le juge le plus utile, vers un récipiendaire impensé et souvent impensable. Le don, il est vrai, est plus exigeant que le partage. Il suppose que donneurs et receveurs s'effacent dans la conscience de l'unité du monde. Seul l'abandon de soi annule une dette, seule l'absence de saisissement rend le don véritable possible.

Alors le sujet, délesté de lui-même, ose l'éternité. Il traverse l'angoisse de mort qui sourd au creux de sa poitrine. Il « sacrifie » le moi au Soi pour pénétrer dans la conscience du cœur, qui sait intimement l'unité paradoxale du « moi » et du « non-moi ».

Le supplice de Tantale

Quelle faute commit Tantale, fils de Zeus et d'une nymphe, pour subir éternellement le supplice d'une nourriture interdite ? Comme toujours, la punition infligée par les dieux reproduit symboliquement la nature de la conduite du fautif. Les vestales qui laissaient s'éteindre le feu sacré étaient enterrées vivante, à l'image du soleil qui s'enterre chaque soir sous l'horizon[35].

---

[35] *Cf.* volume 2 de cette série, à propos des reins.

Tantale disposait d'un privilège que beaucoup d'humains lui enviaient. Invité régulièrement à la table des Olympiens, il dégustait de l'ambroisie, ce nectar d'immortalité qui constituait l'unique nourriture des dieux. Mais, un jour, il trompa ces divins convives en leur offrant à dîner son fils préparé en ragoût. Non content de ce forfait, l'homme vola un tonnelet d'ambroisie qu'il offrit aux mortels ! Décidément, c'en était trop ! Les Olympiens le condamnèrent à rester toute l'éternité pendu à un arbre placé au milieu d'un cours d'eau. Sous le soleil ardent, la soif tenaillait le supplicié. Mais lorsqu'il se penchait pour boire, le liquide salvateur se réfugiait immédiatement dans le sous-sol. Et lorsque la faim tenaillait son estomac, il tendait la main pour cueillir quelques fruits que le vent éloignait aussitôt. C'est ainsi que Tantale resta éternellement inassouvi. Homère ajoute que, au-dessus de sa tête, se tenait en équilibre un énorme rocher qui menaçait de l'écraser. L'angoisse ceint la gorge du supplicié, une boule surplombe ses arbres pulmonaires aux fruits inaccessibles.

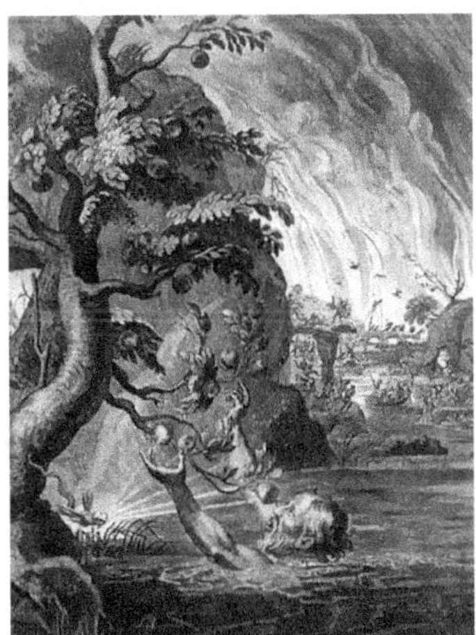

Le supplice de Tantale. Dans le mythe grec, Tantale est pendu à l'arbre dont il convoite les fruits.[36]

Nous sommes bien dans le thorax avec le fleuve-œsophage, l'arbre-poumon et la poitrine-fruit. Seul le « rocher au-dessus

---

[36] Source du dessin : Wikicommon, https://ja.wikipedia.org/wiki/タンタロス

de sa tête » appartient à l'étage corporel supérieur. Par ailleurs, la faute de Tantale tourne autour de la question de la nutrition : il a offert aux dieux et aux hommes des mets qui ne leur conviennent pas, des aliments inappropriés à leurs états de conscience.

Tantale est l'homme qui passe d'une nourriture humaine à une alimentation divine sans être devenu un dieu. Il importe vers l'Olympe des mets inappropriés, indignes de l'animal le plus vil, et exporte chez les hommes des vivres qui ne conviennent pas à leur mode d'existence. Il symbolise l'homme ou la femme qui a eu l'expérience de l'arbre de vie, mais reste pourtant accroché à ses anciennes nourritures. Tantale n'a pas encore vécu pleinement l'éternité positive proposée par le cœur. Il continue à s'approprier le boire et le manger, sans avoir le courage de traverser son angoisse de mort, la seule condition qui pourrait le propulser vers l'expérience de son appartenance au cosmos, au royaume des dieux. La « punition » est en relation symbolique avec la « faute ». L'expérience est prématurée.

Bien sûr, « le boire et le manger » ne sont pas seulement des questions vitales. Ils parlent encore des liens du cœur et du lait de la déesse, c'est-à-dire des besoins d'amour et de sens, du désir de vivre une existence significative au service de la communauté. Cela aussi mérite abandon !

Le bateau de Dionysos
Les bronches naissent de la carène. À cet endroit précis de l'anatomie humaine, la trachée se divise en deux. Ce mot, qui désignait à l'origine une « coquille de noix », devint par la suite le terme marin qui nomma les côtes du navire. Il s'agit de l'ensemble des lignes longitudinales et transversales qui forment le dessin de la coque dans sa partie immergée. Cet ensemble constitue les « œuvres vives » du bateau. La séparation des deux bronches se forme à la hauteur de la 4e

dorsale (T4), que nous avons associée au Travail d'Hercule relatif à la réception de la ceinture de la reine des Amazones. C'est également en face de celle-ci que commence la partie inférieure du thymus qui, rappelons-le, signifie « âme ». Il semble que la quatrième vertèbre thoracique joue un rôle majeur. Elle annonce la fin de l'esclavage de l'homme et son entrée dans le monde du don ; la fin du travail et le début de l'œuvre. « Travail » vient du mot latin *trepallium,* qui désigne un instrument de torture, et « œuvre » tire son origine de l'ancien français « ouvrir ». Se mettre au service d'une « œuvre vive », c'est bien cela qui ouvre la conscience du sujet aux impulsions de son âme (le thymus) puis à l'Immense (le cœur).

Une nouvelle image s'impose : la carène et les côtes dessinent une embarcation avec les deux poumons comme flotteurs (les poumons, « *ce qui flotte sur l'eau* ») et le cœur dans le rôle du capitaine de *vaisseau.* Le terme « scapula » (l'omoplate) se traduit également par « bateau » et le latin « *stern* », qui a donné « sternum », désigne la « poupe » du navire.

Cette image est mise en scène dans un épisode de la vie du dieu du vin, cette autre facette du cœur qui met le sang rouge au pressoir[37].

Un jour, des pirates s'emparèrent de Dionysos, qui leur apparut sur le rivage sous les traits d'un bel adolescent. Croyant qu'ils pourraient en tirer profit en le vendant comme esclave, ils le ligotèrent, mais les liens se détachèrent aussitôt. Le pilote du navire pressentit alors la vraie nature du prisonnier et tenta en vain de convaincre ses compagnons de le relâcher. Mais le capitaine s'y refusa. Alors du vin parfumé se répandit sur le pont de l'embarcation et une vigne riche de beaux fruits s'accrocha jusqu'au faîte du mât. Ces signes terrifièrent les

---

[37] Cette version tirée du septième Hymne homérique est rapportée par Claude de Warren dans son ouvrage *Mythologie grecque, yoga de l'occident*, tome 2, Éditions de Midi.

marins. Dionysos se changea ensuite en un lion terrifiant puis fit apparaître un ours pour montrer sa nature divine. Finalement, le lion dévora le capitaine. Hormis le pilote qui fut sauvé par le dieu, les autres marins effrayés se jetèrent dans la mer et se métamorphosèrent en dauphins.

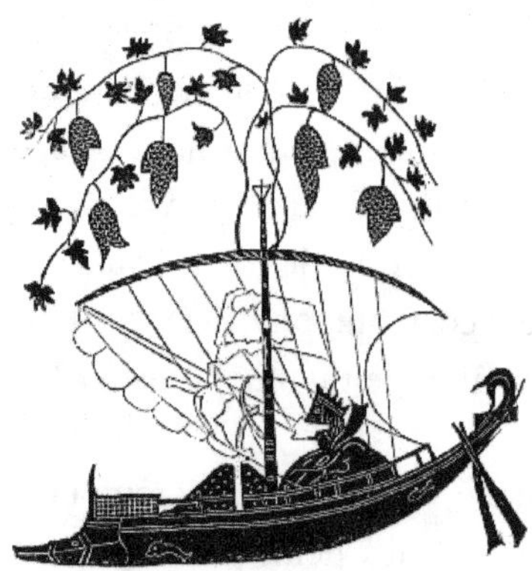

Dionysos est resté dans le vaisseau, dont le mât est enveloppé d'une vigne ; autour nagent les Tyrrhéniens changés en dauphins[38].

Comme toujours, quelques lignes suffisent au mythe pour dévoiler un univers de significations. Essayons de les résumer. Jung remarqua que le terme grec *delphis* (dauphin) est très proche du mot *delphus*, l'utérus. Ajoutons que le jeu favori de ces mammifères marins consiste à quitter la mer par sauts incessants. Ce passage de l'Élément Eau à l'Élément Air signe exactement une conversion, lorsque la conscience quitte *le ventre* de la mère, c'est-à-dire la coque du navire, pour explorer le monde de l'air pulmonaire. « *Vois un dauphin et tu seras sauvé !* » paraphrase G. Romey dans son article sur le mammifère, tant il est vrai que le dauphin accomplit une fonction salvatrice en tirant le sujet hors des filets de la mort pour le conduire vers une vie nouvelle. Le « dauphin » n'est-il pas un fils de roi, et dans l'ordre symbolique, le fils de Dieu, celui qui annonça la résurrection des morts et l'Esprit fait chair, celui qui annonça à l'homme ordinaire la possibilité de sortir de sa condition en lavant ses péchés par son sang répandu ?

---

[38] Illustration : Ch. Daremberg et E. Saglio - *Dictionnaire des Antiquités grecques et romaines* (1877).

Le capitaine du bateau est dévoré par le lion, une image habituelle pour signaler un changement d'identité. Dorénavant, le vrai maître de l'embarcation sera le lion, cette métaphore de l'homme qui a réussi l'« ouverture de son cœur », le contact avec le Soi. Et puis quoi de plus emblématique pour montrer que l'espace cardiaque est enfin mûr que de figurer, dans l'axe du mât, une vigne aux fruits vermeils ? Dans le corps, chaque alvéole pulmonaire qui porte le sang rouge peut être assimilée à une grappe de raisin. L'esprit (air, éol) reçu par les « alvéoles » est mis dans le pressoir dans le cœur. À chaque battement, un vin nouveau remplit la vieille outre corporelle.

Seul le pilote était conscient du sens des événements, car il dirigeait l'embarcation, entendons qu'il était suffisamment individualisé pour diriger sa barque. Il fut épargné, car il n'avait pas besoin de mourir pour reconnaître les valeurs du cœur. Et dorénavant, la coquille de noix débarrassée des matelots ne servira plus les pirates : elle deviendra un véritable vaisseau sans gain. Le désir de s'approprier disparaît au moment de la conversion des marins, lorsqu'ils se métamorphosent en dauphins. Et ces hommes ne ligoteront plus personne dans des obligations contraignantes. Le corps dessine remarquablement cet épisode de la vie du dieu du vin et cette étape d'évolution de l'énergie-conscience avec les arcs costaux, la carène, le sternum, les poumons et le capitaine absorbé par le lion, le grand mammifère qui est une métaphore de l'habitant du cœur.

Pourquoi l'image du bateau est-elle si présente dans le symbolisme du corps humain ? Nous l'avons en effet déjà rencontré dans les pieds avec Jason en quête de la Toison d'or, puis en compagnie du Roi Pêcheur immobilisé dans sa barque par la lance de la Destinée qui lui transperçait les hanches. Nous découvrons à présent l'embarcation dans le symbolisme des côtes. Chaque grand passage de l'existence propose un voyage en bateau. Pourquoi ? Parce qu'en ces moments privilégiés, les masques fondent. La vie est un mystère autour duquel chacun a construit ses coquilles. Elles s'appellent « histoires personnelles » et aident longtemps à naviguer sur la surface des choses. Elles prémunissent le marin, encore dans le ventre de la mère/mer, du vertige de l'infini qui l'appelle, en haut dans le scintillement de l'étoile du questionnement métaphysique, en bas vers la profondeur de ses abysses et l'angoisse de sa mort. Encagé dans ces barcasses formées par tant d'histoires anecdotiques, l'homme perd le sens de la vastitude. Oublieux du sens du mystère, il banalise son existence, à moins qu'il ne réagisse en magnifiant l'anecdotique[39]. Sa vie devient mondaine et ressemble à une coquille vide à la dérive. Réaliser cela dans les étapes d'évolution correspondant aux pieds, aux hanches et aux côtes est crucial. Car, derrière la vacuité d'une existence, se profile l'effrayant mystère de l'infini. Le marin a le courage de regarder le Ciel, l'Océan et les Abysses, ces trois infinis de sa nature métaphysique, ordinaire et psychique. Il a le courage de traverser la mort, car il sait qu'il ne reviendra probablement jamais. Lorsque ses histoires personnelles utilisées pour justifier son existence se désintègrent, la panique surgit et l'homme expérimente un effondrement existentiel. C'est une grâce en vérité. Les coquilles du « moi » s'ouvrent sur une expérience transformatrice qui plonge la conscience dans l'inconnaissance et l'impensable, dans le surgissement spontané de l'émerveillement. En un mot, au cœur du mystère de la Vie. L'histoire personnelle est perçue comme une coquille de noix, ballottée par les flots immenses de l'impersonnel. Puis[40]…

> « Au cœur du cœur de ce profond mystère réside cette conviction inébranlable que ce qui importe vraiment est « amour ». C'est cette gnose profonde qui infuse et pénètre chaque règne de la création. Elle a été transmise de génération en génération par un nombre incomptable d'hommes et de femmes qui ont osé plonger consciemment dans l'œil

---

[39] La banalisation de l'idéal et l'idéalisation du banal, si présentes dans notre monde moderne, sont développées dans *le mythe d'Icare,* qui questionne les conséquences de la technique. Il existe également un séminaire audio sur réenchanterlemonde.com

[40] Dionisio Santos, communication personnelle.

mystérieux du cosmos. Cette docte ignorance empirique est une des entrées à tout ce que vous pouvez véritablement connaître et tout ce que vous avez besoin de connaître. Entrez-y de votre plein gré, car c'est là que se déroule la fête.

Poussées jusqu'à un certain niveau, elles donnent ainsi accès à une version nouvelle de soi qui, le plus souvent, élargit la perception de la réalité et de ses multidimensions : remontée de mémoires anciennes, identification à des formes de vie végétale ou animale, visions du monde supra-sensible, télépathie, clairvoyance, expansion de la conscience, entrée dans le corps d'énergie-lumière...

Ultimement, elles nous mènent à la mort de l'inconscience et à la renaissance dans le cœur de l'instant : la Présence primordiale dans l'Unité solaire du corps-âme-esprit.

L'Auto-Initiation se développe par l'intégration des évidences dans le quotidien, jusqu'au jour où, reconduits au Cœur - Conscience de nous-mêmes, il ne nous reste plus que le Rire. Ce Rire qui abolit la peur, peur qui tue l'Esprit.

Au fil du parcours j'en vins à découvrir que le but en soi me ramenait toujours et toujours à un nouveau commencement. « La vie est un mystère qui ne s'explique pas, mais qui s'expérimente inlassablement ! »

La barque, réelle et symbolique, possède ce pouvoir de conduire le marin au cœur de sa destinée. Le corps dessine cette embarcation en trois lieux, avec les passages pieds-chevilles, hanches-bassin et thorax-cœur-poumons. À chaque fois, l'homme abandonne d'anciennes terres pour s'ouvrir à plus grand que lui.

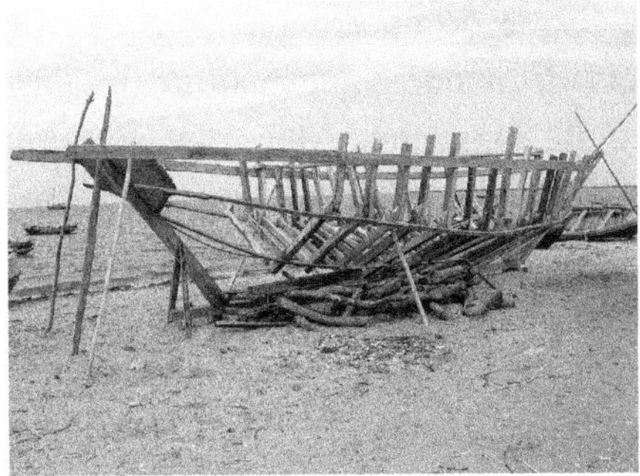

Carène d'un bateau en construction, préparation pour une grande traversée[41]...

---

[41] Source : Wikimediacommon, https://fr.wikipedia.org/wiki/Glossaire_maritime#/media/File:Fishing_boat_b eing_built_in_Cap-Haitien.jpg

Une pathologie des poumons pourra signaler un conflit entre deux fidélités : celle de la famille de chair, qui demande la répétition de modes de vie conformes à son histoire, et celle d'une famille d'âme, qui aspire à la révélation d'un ciel. Dans ce cas, les poumons porteront le lourd fardeau de la solitude, comme un arbre unique au milieu de la prairie. Le passage d'un groupe vers un autre se traduit par un sentiment d'exil. L'isolement est le lot de celui qui vit dans un monde pour lequel il a perdu tout intérêt et qui devine obscurément la possibilité d'une autre forme de communauté. La fameuse mise en perspective de l'arbre et de la forêt met bien en évidence cette tension entre la foule confuse et le moi conscient, le groupe social et la personne solitaire, le nombre qui étouffe et l'unicité qui se révèle. Mais la solitude est le premier cadeau que reçoit le guerrier du Thorax dans l'espace thoracique. Il sent ses épaules ployer sous son poids, mais il sait bien que là est aussi son pain. Une souffrance pulmonaire pourra signaler que ce grand passage est en train de s'accomplir dans la psyché du sujet.

Le tabac

Des trois drogues légales – alcool, sucre et tabac —, seule la dernière descend directement dans les poumons. Mais aussi dans l'estomac en se mélangeant à la salive. La fumée renforce le « moi », au risque de nourrir un faux-self. Certes, « fumer tue », rappellent de manière incantatoire les inscriptions lues sur les paquets de cigarettes. Mais c'est justement la double fonction de cette plante, sacrée à l'origine : accroître le sens du moi, offrir de la force, de la clarté d'esprit et de la protection au fumeur. Conforter le moi par la cigarette est une tentative chimique de protéger les valeurs du cœur des « monstres » enfermés dans la cage thoracique. Par *l'inspir,* le sujet honore la présence de la vie en lui ; par *l'expir,* il honore le plus terrible des monstres, Thanatos, l'angoisse de sa propre mort. Le désir de mourir et de vivre appartient à la sphère pulmonaire et se retourne si facilement ! Fumer, c'est rendre hommage à

Thanatos, cette divinité terrible qui exige des sacrifices. Un jour, il faudra quitter le faux-self pour dialoguer avec le maître du monde obscur, comme le fit Orphée, le héros du cœur qui charme les arbres. Le tabac sèche les eaux émotionnelles du corps et aide à les gérer. *« Cracher ses poumons »* revient à rejeter son arbre généalogique. Celui qui fume enfume ses liens familiaux pour mieux y échapper en crachant un écran de fumée. Les adolescents connaissent bien cela. Le *cancer pulmonaire* suppose des secrets transgénérationnels non réglés et des non-dits familiaux. Il peut également signaler un sentiment d'injustice dans la *succession* des générations, dans la transmission des biens et des valeurs. *Les douleurs aux* poumons peuvent aussi parler de la tristesse et évoquer la répétition de la « perte du premier amour ». Toutes les ruptures affectives ravivent la première séparation, celle de la séparation d'avec l'essence, celle de la chute.

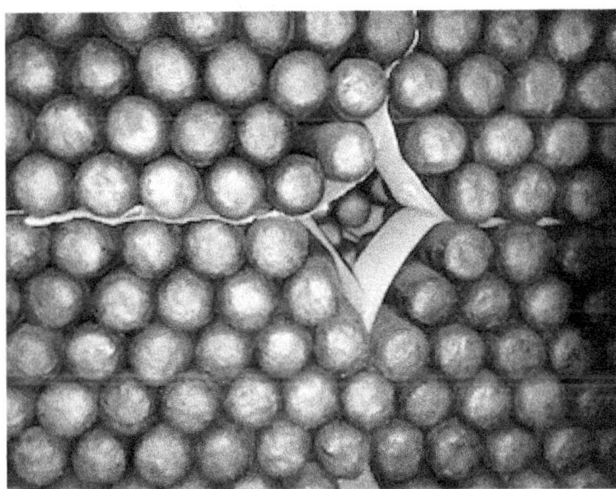

Cigares – fabrique de *l'oriente*, Tarapoto, Pérou[42]

Pour les Yagua du bassin amazonien, le tabac est protecteur de l'estomac, là où se trouvent tous les pouvoirs du chamane[43]. Le tabac renforce la force du sujet qui se construit précisément dans ce viscère. Avant de le fumer, il convient cependant de le « diéter » en jus, c'est-à-dire d'incorporer les Éléments Terre et

---

[42] Photographie de l'auteur.
[43] J.P. Chaumeil, *Vivre, savoir, pouvoir : le chamanisme chez les Yagua de l'Amazonie péruvienne*, Georg éditeur.

Eau de l'esprit de la Plante avant de s'occuper du Feu et de l'Air en le fumant. De cette manière, les quatre Éléments sont inscrits dans le corps du guérisseur et la plante devient enseignante au lieu d'être toxique.

La plèvre

Elle porte la tristesse des paroles non dites et des mots ayant entraîné des conflits ou laissé le goût amer de l'injustice. La « paix des lèvres » n'est pas accomplie lorsque la plèvre est en souffrance. Le sujet peut se reprocher des jugements de valeur ou des paroles critiques qui ont engendré de la discorde, de la violence, de la tristesse, du découragement ou des pleurs rentrés. La traversée de la tristesse ouvre le cœur à la compassion.

Bronches et bronchites

Elles souffrent de ne pas savoir dire « non ! » La bronchite souligne une absence de rébellion alors que celle-ci était nécessaire pour l'affirmation de soi (involution) ou du Soi (évolution). Les bronches douloureuses rappellent toutes les situations où la personne n'a pas bronché alors qu'une décision s'imposait pour accroître sa liberté. Les contrariétés s'accumulent, car une pensée n'est pas passée.

L'asthme

Ne plus pouvoir respirer revient à ne pas oser prendre sa vie à pleins poumons. Lorsque la cage thoracique est bloquée, elle parle d'enfermements. Il s'agit de sortir des systèmes de dépendance maternels, protecteurs et nourriciers (le ventre), pour passer à la conscience des échanges, à la communication et, surtout, trouver le courage d'affirmer sa quête héroïque en prenant l'espace dont on a besoin. Il existe un conflit entre l'idéal et la réalité, cette dernière étant vécue comme une sorte d'étouffoir qui empêche le déploiement des valeurs du cœur.

La tuberculose

Elle dit en son langage codé « ose le tubercule ! », ose l'enracinement dans la terre, deviens racine, incarne tes idéaux… alors que le sujet stagne dans ses poumons et dans l'air communiquant de ses idées. La maladie creuse des trous dans la matière pulmonaire, elle refuse l'incarnation des pensées. Inversement, le cancer multiplie la masse des cellules. C'est une pathologie du matérialisme alors que la tuberculose est une pathologie de l'idéalisme. Si cette dernière dit « tubercule ose ! », le cancer demande sans cesse « quand sert ? »

Le récit des poumons

Lorsque la conscience franchit le diaphragme, elle « se met à part pour naître ». L'enfance de l'homme s'achève. Le sujet quitte l'abdomen qui parle du « domaine (DOMEN) de l'abbé (AB) » pour rencontrer, en une sorte de face à face, le Dieu vivant de son cœur. Seuls les forts s'aventurent jusqu'au thorax, l'« axe de Thor », et grimpent sur l'axe vertébral de leur élévation. Un combat s'engage sur cette fine dorsale. Cette lutte, digne des Travaux du plus grand des héros grecs, conduit le sujet centré autour de son nombril à sa naissance en Dieu. Cette phase de l'évolution s'accompagne de grands bouleversements familiaux, puisque l'arbre généalogique pulmonaire s'inverse. Les anciennes fidélités se dissolvent au nom de la fréquentation d'un chemin spirituel ou d'une école philosophique. Dans l'involution, il était toujours possible de compter sur les siens. Les particularités de l'histoire familiale étaient des dons pour l'accomplissement personnel. Dans l'évolution, ce sont des obstacles à élaguer, car ils brouillent la présence de l'Esprit qui commence à poindre *à travers* le sujet. Sur ce chemin du retour, l'expérience des poumons consiste à effacer les mémoires de l'enfance et les traumatismes transgénérationnels qui voilent le contact avec le Soi. Elle consiste à rencontrer la terreur de la mort consciente pour que se dissolvent enfin toutes les histoires personnelles qui, longtemps, nous menèrent en bateau.

Dans cet espace pulmonaire qui intériorise dans le corps l'Air de la pensée, il faudra aussi s'interroger sur notre rapport à la connaissance et méditer la mise en garde de la Genèse. La chute survint lorsqu'Ève *saisit* le fruit de l'arbre de la connaissance du bien et du mal sur la recommandation d'un reptile dénué de poumon gauche bilobé. Le serpent qui prépare la chute est « régressif », car il appartient au symbolisme du système digestif, du ventre et de la grande déesse. « Saisir » une connaissance en séparant le vrai du faux pour bâtir un système, prendre un objet et l'installer dans une maison ou encore se marier pour s'approprier une relation sont des attitudes mortelles pour celui qui atteint cette étape du chemin ascensionnel. Par contre, séparer le « bien » du « mal » est bien sûr une attitude normale et souvent nécessaire dans l'involution, tant que l'homme ne s'est pas « mis à part » en franchissant la barre de son diaphragme. Jouir du savoir en accompagnant sans cesse ses transformations, sans jamais les figer ni tenter de les saisir, est l'accomplissement de celui qui remonte en conscience vers sa carène. Il reconnaît néanmoins son appartenance à une lignée spirituelle et accède ainsi à sa trachée… que la langue des oiseaux lit « T archée », » t'es archée », « tu es un archétype ». Toute la remontée de l'arbre pulmonaire consiste à découvrir l'arbre généalogique des maîtres de sagesse avec qui la personne partage le même *filum* de sens, la même semence spirituelle.

Plus tard, le disciple rencontrera la pomme d'Adam sur laquelle nous reviendrons ultérieurement en explorant le symbolisme du cou.

Les axes sémantiques des poumons

Les poumons offrent une signature mercurienne par les divisions successives des bronches et l'air qu'elles reçoivent. Mais il existe également des éléments « saturniens » par l'arbre pulmonaire et le tronc trachéaire. Saturne se réfère à la filiation généalogique dans l'involution, aux traditions dans l'évolution et enfin aux essences (trachée/archée) dans la transvolution.

Mercure s'occupe de l'information et des questions de communication, également de la conjonction des opposés. Tous ces éléments correspondent assez bien aux valeurs symboliques des poumons qui traitent de l'air et de l'information, alors que le thorax parlait des combats héroïques et de la force.

Involution : les particularités de l'histoire familiale, le génie pour accomplir l'œuvre portée et poussée par les générations passées.

Évolution : devenir le capitaine de sa barque et la diriger vers le monde des essences. Traverser la mort en toute conscience.

Transvolution : les notions de « bien » et de « mal », de bonne route et de mauvais chemin, se volatilisent, car l'Esprit, le Souffle, remplace la conscience vigilante du capitaine.

Le cœur

« La notion de cœur (hṛd, hṛdayam) revient constamment dans le ṚgVeda quand il est question d'inspiration, de vision claire et de sagesse. Le mot hṛd signifie le for intérieur, l'intimité de soi-même, d'où le cœur. Il est souvent dit que tout cela vient « de l'océan qui est dans le for intérieur (le cœur) » (hṛdyat samudrat). La tradition védique ne verse jamais dans aucune forme de sentimentalisme : le cœur n'est pas quelque chose de personnel ou de sentimental, c'est pourquoi on le dit océanique. En même temps qu'il est océanique et impersonnel, il est tout ce qu'il y a de plus intérieur et intime à l'homme. C'est que l'homme est l'Homme cosmique (puruṣa) ; les Upaniṣad le formuleront en disant qu'il est Brahman. La racine verbale hṛ- a le sens de « porter, prendre avec soi » et nous savons déjà que « d » a le sens général de lumière, particulièrement lumière divine : hṛd, le cœur, est ce qui porte avec soi la lumière divine. C'est le cœur de l'existence, que chacun ressent comme son propre cœur. »

Brûlante Clarté, Almora

Le cœur est naturellement ouvert dès la naissance, puis il se ferme pour se protéger des chocs nés des grands combats thoraciques. Mais qu'est-ce qu'un « cœur ouvert » ? Nous allons tenter de le comprendre en interrogeant la dimension symbolique de l'organe.

Étymologie et expressions

Le cœur est le « siège des émotions, des passions, de la pensée, de l'intelligence, de la mémoire et de la volonté[44] ». Cette dernière qualité est nommée à nouveau par l'étymologie, puisque l'indo-européen *cuer* donna le français « courage », au sens de « force d'âme devant un danger ». Le courage n'est rien d'autre qu'un « cœurage ». De son côté, le latin *cordis* et les vocables apparentés comme « concorde » et « accord » mettent l'accent sur la capacité du cœur à « vivre en bonne intelligence » et à « s'accorder avec son environnement ». La racine indo-européenne *kord* permet de rattacher le « cœur » à la notion de « centre ». Et, dans une aire géographique très éloignée de la nôtre, le caractère chinois *xin,* que nous traduisons par *cœur,* réunit l'idée de « centre » avec les notions de « pouvoir central », de « sentiment » et de « réflexion ». Lorsque la personne pose sa conscience dans son cœur, volonté, sentiments et intelligence œuvrent en commun. Aimer c'est penser, penser c'est aimer. Et quoi d'autre que le latin *cordatus,* « sage », « avisé », pour synthétiser la fonction symbolique du cœur ?

Les expressions françaises précisent les fonctions symboliques du cœur :

> *Dire tout ce que l'on a sur le cœur* : le souci de la vérité

> *Avoir à cœur quelque chose, le faire de tout cœur* ou, au contraire, *à contrecœur* : le siège de la volonté

> *Jolie comme un cœur, bourreau des cœurs, avoir le cœur gros* : le centre des sentiments

> *À cœur vaillant rien d'impossible* : le courage

> *C'est mon cœur qui me le dit* : l'intuition, le siège de l'intelligence

en veine » désigne la chance. Et le mot « vain » issu de l'ancienne orthographe « vaine » affirme l'inutilité d'une entreprise. L'expérience pleine et entière de ce qui est vain ouvre la conscience du sujet à la grâce (la chance). Le vide intérieur est un formidable espace de liberté d'où s'élève naturellement une puissante source d'inspiration pour la mise en forme de l'Œuvre enfouie au cœur du sujet. Le désespoir et le vide intérieur sont des expériences du cœur, préludes à un retour vers les artères, vers l'espace de l'art, vers l'inspiration créatrice [45]. En cas de maladie, les veines parlent d'une dévalorisation de soi, d'un sentiment de perte de sens ou encore de la souffrance de se sentir exclu de son clan. La **veine** *cave* envoie le sang appauvri vers le cœur. Elle contient les mémoires oubliées du sujet, ses histoires passées qui aspirent à être reconnues puis métamorphosées.

Les artères et les veines dessinent un arbre dont les fines ramures irriguent la moindre cellule du corps. Ce système vasculaire matérialise les idéaux spirituels et les grands rêves familiaux naguère accueillis dans l'organe de la respiration. Dans l'évolution, il « transporte » dans le corps les réussites et les échecs des lignées spirituelles (artères) *et* terrestres (veines) dont chaque être humain est un fruit.

« *Coronaire* » s'appuie sur la même racine que cœur (*cuer*). Le latin *corona* désigne une « couronne » et le grec *coronis* se traduit par « corneille », l'un des volatiles emblématiques d'Apollon dont nous reparlerons bientôt. La langue des oiseaux décode « corone aire » : « l'espace de la couronne » qui se pose habituellement sur le chef du roi, une métaphore du Soi. Du point de vue biologique, le terme « coronaire » décrit la disposition de ces artères en couronne autour du cœur. *Les coronaires nourrissent le muscle cardiaque,* elles affirment symboliquement que le cœur est le roi du Parchemin

---

[44] *Dictionnaire historique de la langue française,* sous la direction d'Alain Rey, Le Robert.
[45] À ne pas confondre cependant avec le vide des reins, le sentiment de chute qui précède la conversion et le retournement de la force en bienveillance relationnelle.

Magnifique. Un roi est légitime lorsqu'il est sacré par sa couronne. Cet objet symbolique en forme de cercle solaire manifeste l'union du souverain avec le Ciel, avec la source de l'intelligence, de l'amour et du pouvoir de guérir. C'est le sens le plus profond de la concorde.

Aujourd'hui, l'Occident a placé le cerveau sur le trône et ne cesse de l'honorer en lui offrant des couronnes de laurier. L'intelligence abstraite est primée par tant de concours ! Dès les premiers âges de la scolarité, l'organe est stimulé, encouragé, bichonné ! Néanmoins, il ne résoudra jamais les questions soulevées par le rapt de la couronne. Il faudra un jour restituer au cœur ce qui lui revient en le replaçant au centre de la conscience humaine et du jeu social.

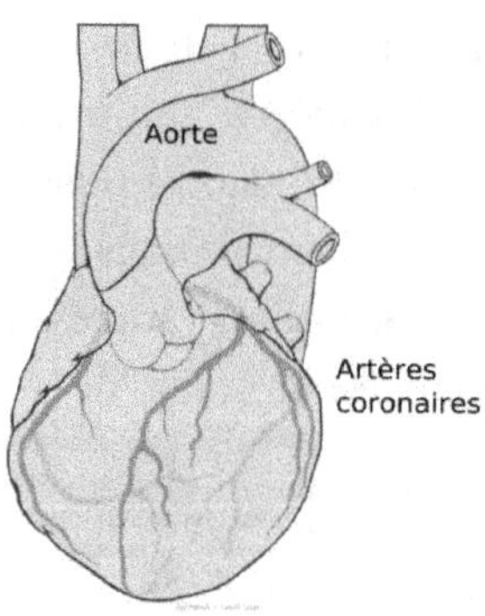

Les artères coronaires entourent le cœur comme le ferait une couronne. Le sang qui circule va trop vite pour être absorbé par l'organe cardiaque qui dispose de son propre système de vaisseaux. Les coronaires lui apportent oxygène et nutriments. *Le cœur est nourri par sa couronne.*

L'étymologie de « **aorte** » s'apparente à celle des artères. En déplaçant l'ordre des lettres, on lit « ART OE », « l'art du lien[46] ». L'aorte est la plus longue artère de l'organisme. Elle part du ventricule gauche pour descendre jusqu'à l'abdomen. Elle se sépare ensuite en deux canaux pour former les artères iliaques. Grâce à l'aorte, le sang oxygéné irrigue toutes les

---

[46] Les lieux corporels qui représentent des espaces d'échange comme le cœur, l'œil et même l'œsophage, sont nommés avec un « e dans l'o ».

cellules de l'organisme à l'exception des poumons, desservis par l'artère pulmonaire. Sa fonction symbolique consiste bien à faire du lien, notamment entre le « petit ventre » du cœur (le *ventricule, cf. infra*) et le « grand ventre », l'abdomen. L'aorte réunit les qualités du Soi cardiaque avec celles de la personnalité déployée autour de son nombril. L'aorte symbolique parle des échanges entre le Soi et le moi.

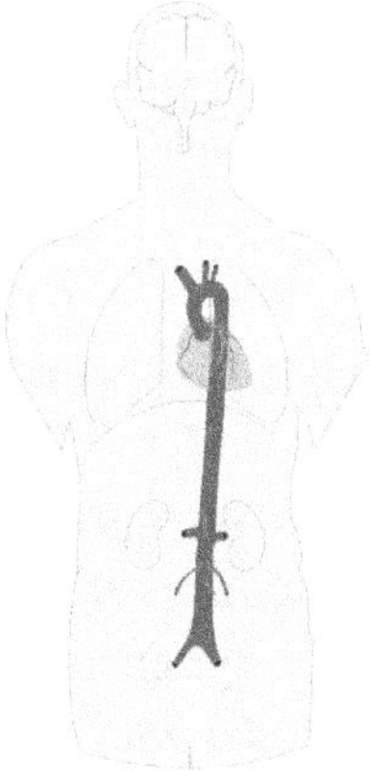

Le trajet de l'aorte dans le corps (source : Wikipédia)

Le mot *« valve »* vient du latin *vallis,* qui désignait d'abord le battant d'une porte. Il s'agit d'un passage qui s'ouvre et se ferme, d'une opportunité dans l'involution, d'un lieu de passage entre deux plans de conscience dans l'évolution et de l'état naturel du cœur dans la transvolution : un espace ouvert qui accueille tout. Techniquement, les quatre valves cardiaques séparent les quatre cavités du muscle. Elles empêchent le sang de refluer dans le mauvais sens.

Le **« sang »,** de *sanguis,* désigne la « force vitale ». Il fera l'objet d'un chapitre séparé en raison de son immense richesse sémantique. Remarquons déjà que l'hème est au cœur de la molécule d'hémoglobine qui fixe l'oxygène. Voici une jolie affirmation des mots du corps qui désignent l' « aime » comme le vrai pouvoir vivifiant du cœur. Chaque globule rouge est en effet composé d'un « hème » qui capte l'oxygène. Les hématies fixent le Feu de l'Esprit dans l'Eau sanguine qui parcourt l'organisme. L'amour, la puissance et l'intelligence se réunissent dans l'espace cardiaque, cet organe que toutes les traditions associent aux sentiments, au courage et à la pensée.

Et puis il y a les fameux « *vaisseaux* sans gain » : les voyages pour les échanges, mais pas pour le commerce, car ils seraient alors « avec gain ». La vente appartient au symbolisme du ventre. Les échanges commerciaux ne sont pas de vrais échanges, car ils se fondent sur la peur du manque et le désir d'accumuler des trésors. Les vaisseaux sanguins évoquent, au

contraire, une conscience humaine qui se laisse porter par les situations, sachant accompagner et nourrir les mouvements du vivant, capable de vivre au gré des circonstances avec ses gouffres noirs et ses sommets extatiques, accueillant comme nécessaires les grands battements d'espoir et de désespoir, de systole et de diastole, qui rythment la vie humaine, sa vie humaine. Les vaisseaux « *sans gain* » sont à leur place lorsque le besoin de posséder et de se fixer en un point n'a plus lieu d'être. L'île, le territoire, l'immobilité et l'accumulation sont contraires à l'intelligence du cœur. L'organe vital est le centre des vaisseaux, le havre de paix vers où ils reviennent sans cesse. Mais un vaisseau est fait pour accomplir de grands voyages, pas pour s'immobiliser au port. Dans son système cardiovasculaire, le sujet élargit sa conscience, il contacte de manière sensible le Réel dans ses dimensions visibles et invisibles.

Le cœur est une puissance d'amour placée au centre d'un réseau. Il traduit la capacité de l'homme à s'engager, à s'accorder à ses semblables et à son environnement, à l'univers et au divin. C'est pourquoi les qualités du cœur sont si nécessaires : l'amour (l'hème), le sens de la vérité, la force d'âme, l'intelligence et la mémoire. Le cœur porte le sujet vers ce qui lui est extérieur et l'intègre dans une totalité vivante, sensible et intelligible. L'artiste est naturellement plus proche de son cœur, car il sait s'ouvrir au Vivant. Il co-naît le Souffle que charrient ses vaisseaux sans gain : l'amour, l'hème rouge de l'engagement dans le monde.

Voyons les mécanismes de cet engagement à naviguer.

Biologie

L'organe vital trône dans la cage thoracique, pour un tiers à droite du médiastin et pour les deux autres tiers à sa gauche, juste derrière la lame du sternum. Il présente quatre cavités. Les supérieures sont appelées « oreillettes », les inférieures « ventricules ». Chacun des deux côtés du muscle cardiaque possède donc une oreillette et un ventricule, une « petite oreille » symbolique pour l'entendement et un « petit ventre » pour l'assimilation. Le cœur réunit métaphoriquement le haut avec le bas, puisque ces attributs appartiennent respectivement à la tête et à l'abdomen.

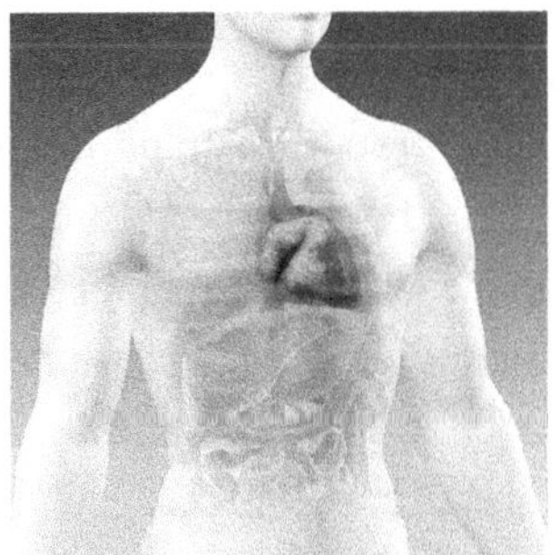

Le cœur est au centre du thorax,
il est entouré des poumons[47].

L'oreillette droite reçoit le sang usé par la veine cave. Le liquide est ensuite propulsé dans le ventricule droit, qui se contracte pour envoyer le sang dans l'artère pulmonaire et les poumons[48]. Le liquide qui s'est oxygéné reflue vers l'oreillette gauche grâce

---

[47] Source : WikimediaCommon,
https://commons.wikimedia.org/wiki/File:Heart%27s_Ubication.jpg
[48] L'artère pulmonaire est la seule artère de l'organisme à transporter du sang pauvre en oxygène.

aux quatre veines pulmonaires[49]. L'eau vermeille est finalement propulsée dans le ventricule gauche, puis l'aorte la distribue aux cellules corporelles par l'intermédiaire des autres artères. Et le cycle recommence.

La traduction symbolique est… littérale :

Lorsque la personnalité pose sa conscience dans son cœur, elle écoute puis comprend en profondeur ses anciennes expériences, même les plus enfouies dans les caves de ses dénis (« l'oreillette droite reçoit le sang de la veine cave »). Lorsque ces expériences sont digérées (ventricule droit), elle vit un sursaut, une prise de conscience. Une intense aspiration pour un Feu nouveau se lève en elle (« en se contractant, le cœur envoie le sang dans l'artère pulmonaire puis les poumons »). Alors elle écoute à nouveau, mais cette fois son entendement se tourne vers son âme, vers son *anima*, vers ce qui l'anime vraiment (« le liquide oxygéné revient vers l'oreillette gauche par les quatre veines pulmonaires[50] »). Nouvelle prise de conscience et nouvelle valve, mais cette fois ce n'est plus un retrait vers les profondeurs du Soi (contraction), mais une expansion vers un surcroît de sens qu'il faudra assimiler, intégrer, digérer (« l'eau vermeille est finalement propulsée dans le ventricule gauche »). C'est seulement ensuite que la personne de cœur pourra s'engager une fois encore en traversant les fourrés épineux des expériences du monde et réveiller, au moins un peu, la princesse endormie, l'âme du monde, grâce à son œuvre et aux autres personnes qui résonnent avec elle [51] (« puis l'aorte distribue le sang rouge aux cellules corporelles par l'intermédiaire des autres artères »).

Le côté droit du cœur récupère donc le sang appauvri qu'il dirige vers les poumons pour l'enrichir en oxygène. L'échange

---

[49] Ce sont les seules veines de l'organisme à transporter du sang oxygéné.
[50] Les poumons sont féminins.
[51] Sa « famille d'âme ».

gazeux s'effectue dans les capillaires sanguins des alvéoles. Le gaz carbonique passe ensuite dans les bronches. En échange, les capillaires récupèrent l'oxygène de l'air. L'alvéole est un « hub », un espace d'échange entre les savoirs du passé et les espoirs du futur. Quant au côté gauche du cœur, il reçoit le sang oxygéné et le distribue aux cellules. Il gère les engagements du sujet, au nom de sa vision de l'avenir, pour le bien-être collectif. Le ventricule gauche est plus massif que le droit, car il doit exercer une force considérable pour contraindre le sang à circuler dans le corps. La personne de cœur assimile d'abord amplement une nouvelle vision dans son « petit ventre » cardiaque. Elle devient exemplaire de ce qu'elle professe. La force de sa transmission aux membres de sa communauté dépendra entièrement du travail de digestion effectué dans son « ventricule ». Le ventricule droit est plus petit, car il ne dessert que les poumons.

Pour que l'ensemble fonctionne agréablement, il faut quatre acteurs, plus le système des vaisseaux sanguins :

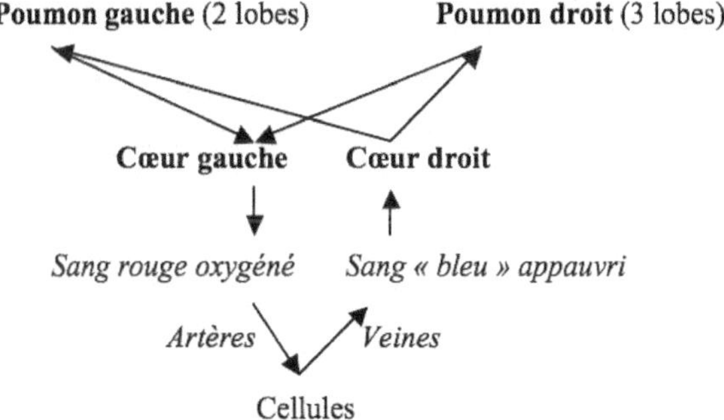

Schématiquement, le côté droit du cœur est en charge des résidus du passé, puisqu'il récupère les « déchets » de l'activité cellulaire, à savoir le gaz carbonique. Le côté gauche s'occupe du futur, car il reçoit une nouvelle force vitale en provenance des poumons, elle-même puisée dans l'immensité du ciel. Ces deux parts d'un unique organe sont imbriquées : elles fonctionnent séparément *et* ensemble. Le cœur est un espace psychique de liaison entre le souvenir des expériences passées et les projets pour le futur.

L'organe effectue plus de 100 000 battements par jour, autant de périodes où se mêlent retraits vers soi et partages envers les autres.

Oreillettes et ventricules

Le cœur est donc composé de quatre cavités. Quatre est le nombre de l'engagement, tout comme la couleur rouge portée par le sang oxygéné. Les objets creux sont par ailleurs emblématiques du dieu de la guerre. De bien des manières, le cœur symbolique est l'organe du courage qui conduit les combats héroïques. Sa nature est « *animus* ». Le signe astrologique qui lui est associé, le Lion, est aussi de nature masculine.

*Les oreillette*s désignent les deux cavités supérieures du muscle cardiaque. Nous avons déjà remarqué que le terme « oreillette » nomme une « petite oreille ». En réalité, l'analogie est plus précise encore, puisque les oreillettes cardiaques possèdent une minuscule poche appelée « auricule », un terme également utilisé pour désigner le lobe de l'oreille. L'engagement dans le grand combat pour manifester l'œuvre du cœur commence par l'écoute de l'intuition, par une attention portée sur l'auricule de l'oreillette[52]. Ces messages murmurent au fond de la conscience de l'homme : Aie confiance dans tes voix intérieures ! Engage-toi dans le monde ! Apporte-lui le sang neuf dont il a besoin. Éclaire et nourris ta communauté de la lumière (l'oxygène) que tu as reçue par l'écoute intime du Souffle (des poumons).

Les oreillettes reçoivent le sang en provenance des veines, puis elles se contractent pour diriger le liquide dans les ventricules. L'oreillette droite reçoit les veines caves et la veine

---

[52] L'auriculaire est le doigt associé à l'oreille et au messager des dieux, Mercure.

coronaire, alors que les quatre veines pulmonaires débouchent dans l'oreillette gauche. L'oreillette droite écoute les non-dits des histoires anciennes (veine cave) et évalue la part du destin qui fut accompli au cours de l'existence (veine coronaire). Près de la veine cave se situe le « nœud sinusal » d'où part l'impulsion électrique qui assure la contraction et la régulation des battements cardiaques. L'oreillette gauche, qui reçoit les quatre veines pulmonaires pleines du sang oxygéné, écoute l'appel intérieur qui métamorphosera l'homme ordinaire en un homme héroïque.

Quant au terme « ventricule », il fut emprunté au latin *ventriculus,* qui signifie « estomac » ou encore « petit ventre ». Les ventricules sont donc « les estomacs du haut ». Si le « sujet » se construit dans son estomac naturel, les ventricules représentent, par analogie, l'espace symbolique où le Soi s'épanouit. Leurs contractions propulsent le sang vers les artères. Le Soi diffuse alors sa lumière vers toutes les cellules du monde.

Le « petit ventre » droit reçoit le sang veineux du passé que la « petite oreille » correspondante a préalablement « écouté » avec finesse. Puis une contraction le propulse vers les poumons via l'artère pulmonaire. L'homme remet soudain « au ciel » l'accompli et l'inaccompli de ces instants de vie. Le ventricule gauche reçoit le sang oxygéné imprégné des nouveaux idéaux élaborés dans l'oreillette gauche. Puis elle le propulse dans le corps via l'aorte. Les deux ventricules sont séparés par une paroi musculaire appelée septum interventriculaire, « le sept entre les ventricules ». Si le cœur fonctionne comme un « 8 » en s'accordant avec la respiration pulmonaire, il a besoin du « 7 » pour ne pas tout mélanger ! Symbole de l'infini mathématique, du Christ cosmique pour les chrétiens, image vivante de la division cellulaire et de la grande respiration qui relie le Ciel avec la Terre en Chine, le 8, par sa graphie, évoque le mystère de la fécondation rythmique du fini par l'Infini. Il représente merveilleusement la fonction du cœur avec ses quatre portes (les valves) qui ouvrent la conscience humaine vers le grand espace sans limites. Mais cette ouverture ne devrait pas conduire au mélange ou à la confusion. Chaque sang, rouge et bleu, reste toujours à sa place. C'est exactement le rôle de cette cloison appelée septum interventriculaire. Le 7 précède le 8 dans l'ordre des nombres. Le 7, nous le verrons avec Apollon et la conscience lucide, représente les sept niveaux de réalité qui permettent d'ordonner et de comprendre la nature du réel, visible et invisible, comme les sept sphères planétaires en astrologie traditionnelle et les sept sous-couches électroniques en physique des particules. La graphie du chiffre 7 dessine le plan céleste, la ligne horizontale du haut descendant en diagonale vers le sol. Cependant, décrire et classifier ne suffisent pas. Il faut aussi respirer. Le cœur symbolique propose à l'homme le grand passage du 7 vers le 8. La claire conscience du 7, née de ses systèmes de représentation du monde, évite le terrible écueil de la noyade dans l'océan de la confusion qui peut faire suite à un premier contact avec l'Immense. Pour rester dans le registre numéral, rappelons que les quatre valves cardiaques signent l'engagement du sujet à franchir les portes qui le conduiront vers l'Immense (les « valves »). Souvenons-nous qu'Hercule, le héros solaire, devint le portier de l'Olympe à la fin de ses aventures. On ne saurait trouver une meilleure image pour exprimer l'accomplissement de celui dont la conscience est enchâssée dans son cœur : il régule consciemment ses contacts avec le monde des archétypes, avec l'univers des dieux.

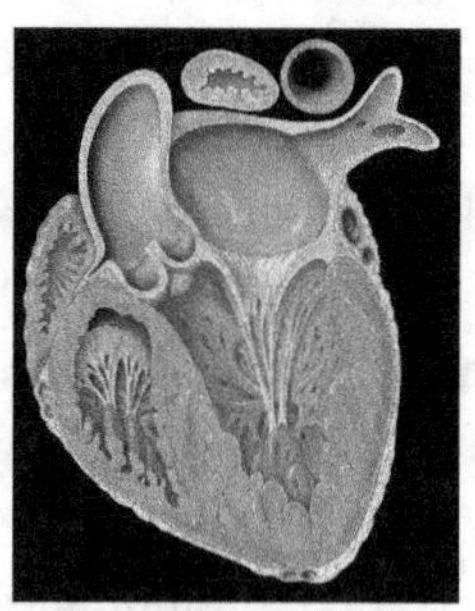

Coupe d'un ventricule
(image : Wikipédia)

Deux « œufs » ventriculaires accolés, sept veines irrigantes, le *septum interventriculaire,* un organe formé de quatre cavités et autant de valves : cette organisation numérique autour du 2, du 7 et du 4, nous la retrouverons très précisément dans les conditions de la naissance du dieu du cœur, Apollon.

En dépit de son importance, le cœur est le seul organe du corps humain dont la terminologie évoque une structure composite. Elle inclut deux oreilles, deux estomacs, une couronne et un « nez », le nœud sinusal « en forme de sinus ». La physiologie montre par ailleurs deux cœurs, chaque moitié étant elle-même un assemblage d'« oreille », de « nez » et de « ventre ». Il n'existe pas d'identité cardiaque[53]. La conscience du cœur s'ouvre (valves), écoute (oreillettes), sent (nœud sinusal) et assimile (ventricules). D'un côté, elle considère les multiples facettes de ce que le ventre appelait naguère un « sujet autonome », de l'autre elle résonne avec le Feu de l'Esprit et s'efforce de digérer ces messages inouïs dans ses « petits ventres ». Le divin dans le corps humain ne se manifeste pas dans une « identité » figée, mais par un flux incessant, par des « vaisseaux sans gain » qui voguent au gré du Souffle de la Vie. Ils se meuvent au rythme des diastoles et des systoles, avec des phases d'élévation vers l'Immense suivies de périodes d'engagement dans le monde. Alors le temps de l'Œuvre est venu. L'homme sensible au Souffle prend le temps d'accomplir son œuvre dans ses « art-ères » pour la manifester dans l'espace de ses « art-aires ».

C'est précisément parce qu'il n'est personne, ou qu'il reste dans l'humble posture du portier, que le cœur a l'art de la concorde.

---

[53] Notons que deux des trois monothéismes ne nomment pas le Divin. Les juifs révèrent une divinité au nom imprononçable, les chrétiens utilisent un nom générique pour parler de « Dieu ». Quant aux musulmans, ils le désignent par « Allah » sans fermer le sens, puisque celui-ci est réputé avoir 99 noms. Paradoxalement, le *monos* ouvre sur un infini inconnaissable, sur le 8, sur le symbole mathématique de l'infini. Cette dernière conception est particulièrement accentuée dans la tradition soufie.

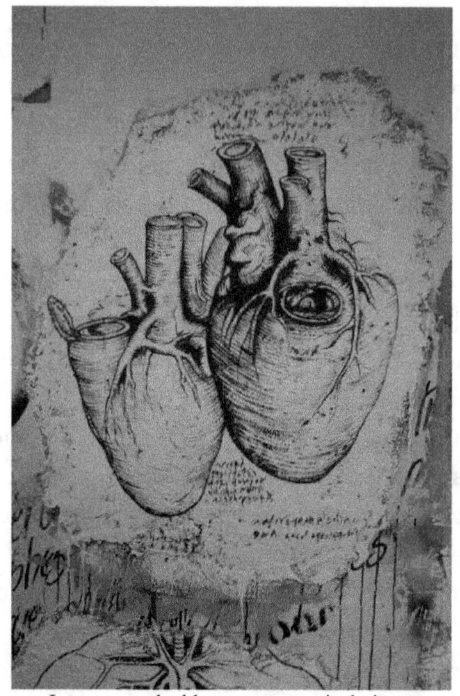

Le cœur est double avec une partie droite et
une partie gauche qui *fonctionnent ensemble et séparément*.
Source : Léonard de Vinci, *Anatomie du corps humain*[54]

Le sang

Le composant majoritaire du sang est l'hématie, également appelée « globule rouge ». Cette cellule sans noyau contient de l'hémoglobine, elle circule en abondance dans les vaisseaux et le cœur. Les globules rouges transportent l'oxygène vers les autres cellules du corps, puis le sang veineux les déchets du métabolisme. Il s'agit du gaz carbonique redirigé vers les poumons et de composés azotés éliminés par les reins, le foie et les intestins. Parmi les nombreuses molécules que charrient les vaisseaux, il y a des hormones, des agents du système immunitaire et les plaquettes nécessaires à la coagulation du sang en cas d'hémorragie.

---

[54] Source de l'illustration,
https://www.flickr.com/photos/home_of_chaos/11223021586

100

Dans la Bible, le sang est identifié à l'âme[55] :

> « Seulement, vous ne mangerez point de chair avec son âme, avec son sang. »

Le liquide vermeil distribue l'oxygène aux cellules afin qu'elles aient assez d'énergie pour travailler. Les hématies sanguines fixent le Feu de l'Esprit, qui est d'abord écouté par les « oreillettes » puis assimilé dans les « ventricules » cardiaques, avant d'être confié à l'ensemble de l'organisme *via* le réseau artériel. Comment cet ancrage du Feu, si important tant du point de vue psychique que biologique, s'effectue-t-il ?

L'oxygène en provenance des poumons s'attache sur l'hème de l'hémoglobine, car celle-ci possède en son centre un atome de fer. C'est parce que « l'aime engage le faire » que l'homme de cœur œuvre de manière appropriée dans le monde ordinaire au nom de l'Esprit[56].

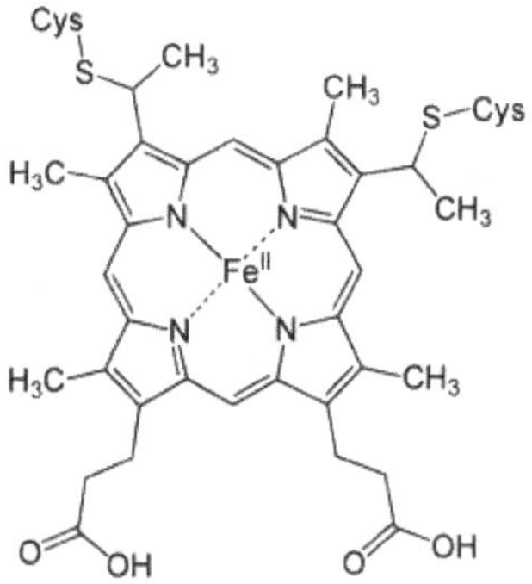

Au centre de l'hème de l'hémoglobine se trouve un atome de fer (Fe) qui fixe l'oxygène[57]

---

[55] Genèse 9,4.

[56] Chez la plupart des mammifères l'oxygène est transporté par l'hémoglobine qui contient un atome de fer en son centre et colore le sang en rouge. Chez certains invertébrés comme les arthropodes, les crustacés, les arachnides, les insectes et les mollusques, c'est un atome de cuivre qui transporte l'oxygène dans l'hémocyanine, d'où un sang bleu-vert. Ces représentants du vivant proposent un chemin d'évolution de la conscience qui ne passe pas par le « faire » mais par l'amour, puisque le cuivre est associé à Vénus. Dans le monde végétal, c'est un ion magnésium qui est au cœur de l'hème des choloroplates.

[57] Source : WikimediaCommons, https://commons.wikimedia.org/wiki/File:Heme_c_structure.svg

Cette liaison oxygène-fer dans la matrice de l'hème donne sa couleur rouge au sang, la teinte de l'engagement dans le monde par l'acceptation des souffrances et des blessures.

L'âme est un intermédiaire entre l'Esprit et le monde de l'action. Par analogie, le sang transmet le Feu de l'air (l'oxygène) à la matière biologique. Le sang est bien le porteur symbolique de l'âme du sujet.

Aujourd'hui, le terme d'« âme » est tombé en désuétude, trop usé par sa longue histoire. Il est peut-être possible de le remplacer par « conscience », « état d'esprit », « sentiment intérieur » ou encore « sensation d'être soi ». Tous ces termes ne désignent pas la même chose, mais ils positionnent la nature humaine entre deux états extrêmes : la pure matérialité de l'objet et la spiritualité éthérée de l'ange. Rappelons que, du point de vue étymologique, « sang » vient du latin *sanguis,* qui désigne la « force vitale ». Des trois sortes d'âmes présentées par Platon – la vitale, la sensible et l'intelligible —, le sang se réfère *a minima* à la première en distribuant la « vitalité ».

Le sang véhicule le psychisme de la personne et les mémoires de sa lignée. Si « les liens du sang ne sauraient mentir », c'est que l'hérédité psychique est tellement puissante qu'il est difficile de s'en délier. Il n'y a donc pas vraiment de quoi s'en vanter, d'autant plus que certains sangs sont si lourds ! Ils charrient tant de mémoires de souffrances, de tares héréditaires, psychiatriques ou pénales, que la vie en devient difficile.

D'une manière générale, verser son sang est purificateur :

> Car si le sang des taureaux et des boucs, et la cendre d'une vache, répandue sur ceux qui sont souillés, sanctifient et procurent la pureté de la chair,
> Combien plus le sang de Christ, qui, par un esprit éternel, s'est offert lui-même sans tache à Dieu, purifiera-t-il votre conscience des oeuvres mortes, afin que vous serviez le Dieu vivant!
> Et c'est pour cela qu'il est le médiateur d'une nouvelle alliance, afin que, la mort étant intervenue pour le rachat des transgressions

commises sous la première alliance, ceux qui ont été appelés reçoivent l'héritage éternel qui leur a été promis. [58]

Lorsque le sang de l'innocence est perdu, il faut un sacrifice ou, plus ordinairement, une blessure pour renouer avec la vitalité évanouie. Du reste, cela a aussi du sens en terme biologique, puisque l'ancien sang noir coagulé sur la plaie est aussitôt remplacé par du jeune liquide vermeil synthétisé dans la moelle osseuse. Il est possible que l'envahissement des scènes sanguinolentes sur nos écrans signe l'encombrement psychique d'une culture qui étouffe sous le poids de ses mémoires, de son passé, de ses musées et de ses deuils inaccomplis. Et lorsque des terroristes se font exploser sur des marchés, ils signent à la fois la nécessité et leur impuissance à renouveler la culture dont leur sang est issu. Le sang versé est un appel dramatique pour une espérance : purifier les encombrements et les lourdeurs d'une civilisation déclinante afin de renouer avec la vivacité des pionniers et leur enthousiasme envers le miracle de l'existence.

Le sang de la blessure demande un renouvellement du moi. Les anciennes expériences, les vieilles tares transgénérationnelles, les « péchés » des ancêtres comme les fautes récentes sont lavés pour recouvrer l'innocence perdue. Le génie de Shakespeare fut de mettre en scène un héros alourdi par une faute si pesante que le liquide rouge qu'il portait sur les mains ne pouvait plus être lavé. Lorsque le sang de la blessure ne s'efface plus, l'homme est condamné à rester dans le péché et le sujet n'a pas l'opportunité de refaire sa vie.

« Refaire sa vie » revient à renaître. Or la naissance suppose une autonomie du sang. Après la coupure du cordon ombilical, l'organisme fabrique lui-même le liquide dont il a besoin. De même toute naissance intérieure, dans le ventre puis au creux du cœur, implique une autonomie du sujet. Dans la descente de l'énergie-conscience du Ciel vers la Terre, la personnalité se construit en s'appuyant sur l'héritage psychique de ses ancêtres

---

[58] Hébreux 9, 13-15

ainsi que sur leurs legs matériel et génétique. Tout cela signe son appartenance à une classe sociale. L'expression « bon sang ne saurait mentir » est une revendication de fidélité envers une lignée familiale ou un groupe. C'est seulement dans la remontée, lorsque la personne a transféré sa fidélité envers son ascendance biologique à un dévouement pour sa famille d'âme, que les liens du sang peuvent devenir problématiques. Cette situation est mise en scène par la mésaventure d'Hercule juste avant qu'il ne s'engage dans ses douze Travaux. L'homme était roi de Thèbes. Il s'était marié à Mégara, qui avait donné naissance à des enfants promis à un bel avenir. Mais voilà ! Héra le rendit fou. Oublieux de toute raison, Hercule tua sa reine, jeta ses enfants dans un grand brasier et renonça de fait à sa position sociale. Dépressif, rejeté par tous, il s'enferma de longs jours dans une pièce humide et sombre. N'y tenant plus, le héros décida de consulter la pythie, qui lui ordonna, pour toute thérapie, d'accomplir les douze Travaux.

L'homme héroïque qui gravite autour de son cœur[59] quitte volontairement les mondanités pour renouer avec sa dimension spirituelle. Hercule reçoit alors un nouveau nom, son vrai nom, car il a renoncé aux liens du sang, à sa famille et à son héritage social[60]. « Jeter ses enfants dans un grand brasier » n'est pas une mince affaire ! Le premier Travail qui présida à cette renaissance consista à affirmer une nouvelle identité, puisque le héros étouffe le Lion de Némée (le Lion « *de la Clairière* ») et se revêt de sa pelisse. Après ce changement de peau, une autre tâche l'attend : maintenir l'éclaircie de cette « clairière » dans

---

[59] Rappelons qu'Hercule est un héros solaire. Ses Travaux sont associés aux signes du zodiaque, c'est-à-dire à la ligne de l'écliptique tracée par la rotation de la Terre autour du Soleil, cette métaphore astronomique du cœur. Nous développons cela dans *La Voie du Héros*, éditions de Janus.

[60] C'est la pythie qui lui donne son nouveau nom. Auparavant, le héros s'appelait Alcée (Puissance). Il prend maintenant le nom d'Héraclès (À la gloire d'Héra). Or la pythie sert le temple d'Apollon, le dieu du cœur. Le parcours héroïque commence par l'écoute de l'appel d'une voix intérieure, la pythie (oreillette gauche), après que le passé a été confronté et abandonné (oreillette droite puis ventricule droit).

sa conscience cardiaque naissante en luttant contre les influences psychiques « nauséabondes » de son ancien environnement. C'est ici que la thématique du sang versé intervient. En réalité, les douze Travaux sont en rapport avec l'épanouissement de la sphère cardiaque. Ils débutent par la capture du Lion de Némée, c'est-à-dire une expérience spirituelle d'ouverture à la présence du soleil du cœur, le seul lieu biologique et symbolique capable de diffuser du vin nouveau dans la vieille outre corporelle, de procéder au renouvellement de l'« âme ». Ce « vin nouveau » a besoin d'outres neuves pour circuler librement, sans quoi il perdrait ses qualités en se mélangeant aux anciennes liqueurs. Le deuxième Travail consista précisément à éviter la contamination du nouveau « moi » par les effluves devenues dangereuses des anciens modes d'être. Seul le Feu viendra à bout de la puissance du sang noir qui s'écoule des têtes coupées de l'Hydre de l'Herne. En effet, lorsque l'homme héroïque tranche la tête du monstre, deux autres repoussent immédiatement. Heureusement, son compagnon, Iolaos, eut une idée de génie. Il incendia quelques broussailles, attrapa un brandon et cautérisa immédiatement les blessures des têtes coupées. Le Feu né de la lumière bloque la force régénératrice du sang ancien et « monstrueux ». La prise de conscience *des liens* du sang délivre l'homme héroïque des restes de sa vieille identité construite sur des valeurs collectives, ancestrales et ambitieuses, qui n'ont plus rien de commun avec la conscience spirituelle qui est née dans le cœur de son cœur.

L'Hydre morte, le héros lui ouvrit le ventre et récupéra le sang noir empoisonné qui stagnait dans ses tripes. De cette liqueur, il enduisit la pointe de ses flèches, qui devinrent ainsi des armes redoutables. L'« âme collective » de son ancien monde et les expériences de son vieux « moi » ne sont pas rejetées. Mais, plutôt que de se laisser manipuler par les « liens du sang » (avant ses Travaux), il apprend à utiliser ceux-ci pour accomplir la suite de ses œuvres. L'homme héroïque réalise qu'il est infiniment *autre chose* que ses conditionnements, mais qu'il peut *les utiliser comme des conditions* pour accomplir les tâches de son cœur. Les liens du sang étaient d'abord invisibles et dévorateurs (le Lion de Némée mangeur d'hommes), puis ils devinrent visibles et empoisonnants (l'Hydre du marais), enfin le noir liquide se transforma en une arme redoutable. La naissance héroïque dans le cœur consiste à se libérer des liens du sang en prenant conscience des poisons qu'ils véhiculent. Puis à retourner cette force de mort, qui empoisonne le corps de vitalité, en capacité de détruire la souffrance dans le monde, en puissance de guérison. Plus tard, Hercule apprendra l'innocuité en capturant la Biche de Cérynie. Alors, jamais plus il ne versera une goutte du rouge liquide.

Sur le chemin du retour, la qualité du sang est donc essentielle. Non pour des raisons génétiques ou patriotiques, mais parce que ce liquide s'avère extrêmement sensible aux effluves qui émanent des mondes invisibles, aux énergies psychiques qui se dégagent des lieux, des personnes et des esprits présents dans l'environnement. Et les pensées – les têtes de l'Hydre – sont d'excellents vecteurs de ces poisons.

La partie du corps d'où coule le sang représente la nature des liens psychiques qui devraient être rompus et renouvelés pour les rétablir comme au premier jour. Une égratignure au pied pourra désigner l'urgence de couper les liens psychiques avec la mère, une autre aux genoux pourra signifier qu'une liaison amoureuse passionnelle alourdit l'âme. Le sang qui coule purifie les « fautes » et les « erreurs » inévitables de l'expérience humaine. Dans la vision chrétienne, le sang du Christ a lavé les péchés du monde.

L'âme et le sang sont donc des véhicules intermédiaires qui reçoivent les activités du « haut » pour les transmettre à celles du « bas ». Le cœur est leur centre d'aiguillage. Les sept fonctions biologiques majeures du sang peuvent être lues de la manière suivante :

- *L'oxygénation des cellules* : faire circuler l'Esprit dans la matière. C'est l'ultime réalisation de l'être humain, dont nous reparlerons en développant le symbolisme des épaules puis de la tête. Dans l'involution : accroître l'énergie, augmenter la vitalité. Dans l'évolution : accroître la sensibilité de la conscience à la présence de la cime et de l'abîme.

- *Le transport du gaz carbonique jusqu'aux poumons* : il s'agit d'un don qui alimente le développement du règne végétal, puisque les plantes respirent du dioxyde de carbone ; c'est la photosynthèse. L'homme centré dans son sang crée de l'abondance *pour les autres règnes de la nature*. Le CO_2 est redonné à l'atmosphère avec l'expiration, il se mélange aux autres molécules gazeuses et participe au grand système d'échange qui relie tous les êtres vivants.

- *Le transport des autres déchets vers le foie, les reins et les intestins* : le système excrétoire élimine tout ce que l'homme n'a pas su assimiler ou intégrer jour après jour dans son sang, c'est-à-dire dans sa conscience.

- *Le maintien du pH de l'organisme* : le pH très légèrement basique du sang (7,4) symbolise un équilibre entre le domaine des essences (les bases) et celui des détails pratiques (les acides). L'homme de cœur relie l'abstrait avec le concret, il tisse les plus hautes essences pour leur mise en œuvre minutieuse dans la vie ordinaire.

- *Le transport des hormones* : l'âme transmet à la personne des informations en provenance des mondes invisibles.

- *Le transport des molécules du système immunitaire* : il s'agit de la défense de l'identité du sujet.

- *Le transport des plaquettes* : ces petites cellules sans noyau favorisent la coagulation du sang ; elles « coagulent » dans des actions concrètes les engagements de l'homme héroïque.

Dans son sang, l'homme s'interroge : est-ce que je me laisse suffisamment inspirer ou est-ce que je suis une routine (l'oxygène) ? Est-ce que je me sens relié au monde dans la joie et l'échange (le CO_2) ? Est-ce que j'accepte et reconnais humblement mes erreurs lorsque j'ai « merdé » quelque part (les matières fécales et les urines, les intestins et les reins) ? Est-ce que j'équilibre l'abstrait avec le concret dans ma vie ? Par exemple la philosophie, l'amour, l'invention avec leurs mises en œuvre. Une trop grande acidité du sang demande de porter plus d'attention sur les pratiques (le pH). Est-ce que je me sens en lien avec le monde du Mystère (le système hormonal) ? Ai-je le sentiment d'être dans mon espace intérieur ou suis-je perturbé par la présence des autres (l'immunité) ? Est-ce que je concrétise mes idées (les plaquettes) ?

Les cellules souches de la moelle osseuse produisent chaque jour des milliards de globules rouges, de globules blancs et de plaquettes. Ces cellules sanguines naissent dans certains os, que nous avons naguère identifiés aux archétypes. La voie héroïque s'appuie sur un contact avec le monde des essences.

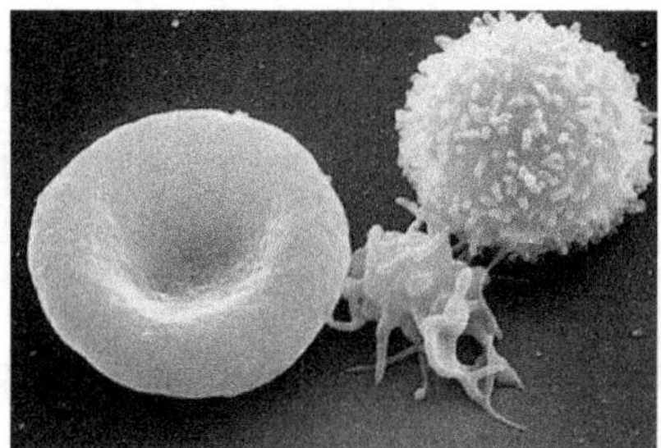

Aspect en microscopie électronique à balayage des cellules du sang. De gauche à droite : hématie, plaquette et globule blanc (Wikipedia)

Les globules rouges

Revenons un instant vers le composant majeur du sang, les hématies. Elles se renouvellent tous les 120 jours de sorte que près de 1 % des globules rouges d'un individu sont remplacés quotidiennement. Quatre mois semble être le temps minimal pour le renouvellement du moi, petite touche après petite touche. Cent vingt ans[61] pourraient représenter la durée de vie « normale » d'un être humain, le temps nécessaire pour qu'il accomplisse la fonction symbolique de ses hématies : relier l'Esprit avec la matière par la dissolution du moi, par l'abandon de son « noyau ». Les globules rouges sont en effet synthétisés dans la moelle osseuse à partir de cellules possédant un noyau. Mais, à chaque division successive, la taille de celui-ci diminue pour disparaître totalement au moment où les hématies deviennent matures, prêtes à entrer dans la circulation sanguine.

Dans la conscience cardiaque, il n'y a plus de « sujet » qui cherche à se perpétuer dans une descendance en transmettant ses gènes ou en laissant des traces et des souvenirs dans le monde[62]. L'hématie qui circule dans le cœur a définitivement quitté les valeurs du ventre consacrées à l'élaboration du moi. Production et reproduction s'effacent au profit de la « transmission ». Il s'agit cependant d'une cellule, même si elle ne possède pas de noyau. Le sujet « sans moi » est devenu une « a-me », un pur réceptacle pour le Feu de l'Esprit symbolisé par l'oxygène de l'air. Lorsque l'énergie-conscience atteint ses hématies, l'homme héroïque s'embarque pour une nouvelle aventure dans des vaisseaux sans gain ni port d'attache.

Après 120 jours de bons et loyaux services, les cellules sanguines sont détruites par le foie, les reins, la rate et les macrophages de la moelle osseuse. L'hème est dégradée en

---

[61] Ce chiffre de 120 ans naît de la correspondance d'un jour avec un an. Ce serait un peu long à justifier ici, mais cela est issu d'une technique astrologique appelée « progressions ».
[62] Les traces appartiennent à l'univers des membres inférieurs, les souvenirs à l'abdomen.

bilirubine de couleur jaune, puis absorbée par les cellules du foie qui la déversent dans la bile. Le liquide part ensuite dans l'intestin, la bilirubine est dégradée par des bactéries puis évacuée avec les selles et les urines.

Le sang assure la circulation des effluves du Soi dans le corps et, dans l'involution, du moi psychique né dans les viscères. L'hème rouge prend la couleur jaune du Père-soleil en se dégradant avant de se laisser absorber par le foie et la bile. Or le cœur et le foie sont les deux organes que nous avons associés à Dionysos. L'extase du paradis de Dieu dans le cœur s'abandonne dans une communion à la vie communautaire, dont le foie et la bile sont les gardiens. Quant à la colère, le non-accompli et les poisons psychiques, ils sont éliminés par les voies naturelles. Ce qui donne tout son sens à l'expression populaire « ça fait chier ».

La molécule d'hémoglobine accentue le symbolisme du chiffre quatre. Elle est formée par quatre hèmes qui acceptent chacun un ion ferreux. Le fer est bien sûr un métal associé à Mars, le dieu de la guerre. La molécule ressemble à un combattant apportant inlassablement le Feu de l'Esprit (l'oxygène) aux cellules du corps. L'hème est la matrice organique qui stabilise le fer et le rend disponible à l'oxygène. *L'aime est la matrice psychique qui stabilise le faire pour le rendre disponible au Feu de l'Esprit.* Lorsqu'elle ne remplit pas son rôle symbolique, les hommes forts de l'humanité ne servent plus l'Esprit. Les héros deviennent des soudards ou de simples soldats. Le guerrier qui s'enivre dans le feu des batailles ne répond plus au Feu de son âme, mais cède à l'ivresse de la violence. C'est peut-être pour cette raison que tant d'expressions populaires évoquent des « bains de sang » et autres « mises à feu et à sang ». Elles ne font qu'exprimer l'état de conscience d'une humanité qui a oublié la matrice de toute action : l'amour du cœur.

Le cœur est aussi l'espace de l'intelligence. Cette « intelligence du cœur » n'est pas spéculative, puisque le sang est rouge ! Lorsqu'elle s'engage, elle n'est pas brutale, puisque son aime véhicule son faire.

La production des hématies est stimulée par l'érythropoïétine (EPO) majoritairement issue du cortex rénal, environ 90 % de la production. Or, on sait que la fonction symbolique des reins consiste précisément à métamorphoser la puissance en amour et l'énergie en conscience. Ils préparent en quelque sorte le bon fonctionnement des globules rouges.

Les globules blancs

Contrairement aux hématies, les globules blancs possèdent un noyau. Nombre de ces cellules sont polynucléées. Ces cellules *blanches à noyaux,* consacrées à la défense du « moi », portent les « liens du sang », c'est-à-dire les relations du sujet à l'histoire de son noyau familial. Ce rôle conviendait mal aux hématies dépourvues de reproduction. L'histoire du noyau familial est portée principalement par les trois types de cellules polynucléaires : neutrophiles, éosinophiles et basophiles.

Les polynucléaires *neutrophiles* luttent contre les bactéries. Ils représentent 60 à 70 % des globules blancs et défendent le moi contre les autres « moi », contre d'autres cellules jugées dangereuses. Les neutrophiles pourraient se référer à l'une des peurs fondamentales de tout organisme vivant : celle de l'autre perçu comme un ennemi potentiel. Le corps se défend pour prévenir une attaque. Les polynucléaires *éosinophiles* interviennent contre l'infection parasitaire. Symboliquement, une deuxième peur fondamentale du « moi » est concernée : la famine, le manque de nourriture. Il faut lutter contre les « parasites » pour ne point être dépossédé. L'autre est un danger, la famine est un danger. Il reste encore une troisième grande crainte : celle de se laisser envahir par son environnement et de perdre son espace intime. Cette angoisse est prise en charge par les globules blancs polynucléaires *basophiles* qui interviennent dans les réactions allergiques.

L'allergie symbolise une demande de fermeture alors que l'on est trop ouvert. La pénétration de certaines substances extérieures dans l'organisme produit un reflux qui passe par les émonctoires. Les émotions ne s'adaptent plus à une situation trop changeante et envahissante. Il existe un trop-plein d'accueil du monde extérieur joint à une peur de l'envahissement. Une autre manière de le formuler consisterait à y déceler une souffrance de la séparation et une peur du changement. Il existe trois grands types d'allergènes : la poussière, le pollen et le gluten. La poussière suggère un envahissement par le passé. La langue des oiseaux entend « pousse hier », ce qui pousse d'hier et remplit le présent. Les lieux poussiéreux sont envahis par d'antiques souvenirs et d'anciennes activités auxquels le sujet se sent incapable de résister, sauf par le symptôme allergique. L'allergie au pollen et à l'œuf dénonce une crainte de l'avenir, puisqu'il s'agit de germes. La pensée du futur déstabilise la psychologie intime du sujet, qui se sent incapable de l'accueillir. Quant à l'allergie au gluten, elle souligne que la vie sociale envahit la vie intime. Ce qui vient du monde extérieur (l'alimentation) n'est plus assimilable par l'organisme, qui a besoin de poser une « glu » sur sa paroi intestinale pour s'en protéger. La personne se sent débordée et fragilisée par ses nombreuses relations, ses amis et ses activités dans le monde extérieur. Son organisme crée une barrière intestinale pour dire son incapacité à « di-gérer » toutes ces activités publiques et amicales.

Les globules blancs mettent en scène la défense de l'identité d'une personne enracinée dans sa lignée familiale et menacée par trois peurs fondamentales, du moins dans l'involution :

- La peur de l'étranger : les neutrophiles
- La peur de la famine : les éosinophiles
- La peur du changement : les basophiles

Les globules blancs polynucléaires évoquent l'histoire de la lignée familiale. Les causes de l'allergie ne sont pas à rechercher seulement dans le passé de la personne, mais aussi dans un dysfonctionnement de sa communauté professionnelle, familiale ou même nationale, ainsi que dans son histoire transgénérationnelle. On peut lier l'augmentation considérable des allergies dans notre civilisation à la multiplication des produits chimiques toxiques. Mais c'est aussi un monde qui, pour certains, va trop vite et perturbe leur stabilité intérieure en imposant sans cesse des changements d'environnement et de nouvelles manières de vivre.

Lymphocytes et monocytes – les autres globules de couleur blanche – affichent un seul noyau. Ils parlent des systèmes de défense de la personne face au monde.

La durée de vie des leucocytes est de quelques jours seulement. Ils passent l'essentiel de leur temps hors du système circulatoire et patrouillent dans les tissus pour lutter contre les agents pathogènes. Les leucocytes sont fabriqués dans la moelle osseuse à partir de deux lignées de cellules souches. L'une d'elles est commune aux granulocytes, aux monocytes, aux globules rouges et aux plaquettes. Les lymphocytes descendent d'une autre lignée cellulaire. Ils terminent leur vie dans la rate. La rate renouvelle le blanc et le rouge du sang. C'est dire si ce viscère est un espace psychique où se nouent et se dénouent les métamorphoses psychologiques !

Les plaquettes

Elles permettent la coagulation du sang. Si les globules rouges s'engagent dans le monde au nom d'idéaux et portent l'homme vers l'action, si les blancs défendent son identité, les plaquettes lui imposent de concrétiser ses projets. De ce point de vue, le mécanisme de la coagulation sanguine est éloquent. Il répète la création du monde par Varuna, le dieu jeteur de filets. Lorsque le démiurge créateur lance son « lasso », il emprisonne l'énergie vitale et coagule les formes de l'existence.

Les plaquettes créent en effet des filets dans l'eau rouge du corps. Elles transforment le fibrinogène en fibrine qui enserre les globules rouges comme le ferait un filet de pêche. Puis celui-ci se resserre peu à peu, empêchant ainsi le sang de s'écouler hors de la plaie. Il se forme ensuite une croûte sombre qui bloque l'hémorragie. Si l'hémorragie entraîne la mort et la délivrance hors de la Maya du monde, la coagulation sanguine permet à la vie humaine de rester dans le corps, dans les filets de l'expérience humaine.

La biosynthèse des plaquettes s'effectue dans la moelle osseuse. Elles naissent de la fragmentation de très grandes cellules appelées mégacaryocytes. Après une durée de vie de 7 à 10 jours, elles achèvent leur parcours dans la rate. La rate est donc l'espace psychique où se renouvellent les projets (plaquettes), les liens familiaux (leucocytes) et les combats héroïques (hématies) du sujet.

Dans l'évolution, un cœur ouvert sent les souffrances du monde et les recycle. Au sein de l'incessant flux des masses karmiques générées par les pensées et les émotions humaines, il agit comme un transformateur en nettoyant sans cesse les lourdeurs ambiantes et en canalisant les forces plus hautes qui le traversent. Le renouvellement de ses plaquettes engage la personnalité dans de nouvelles œuvres, celui de ses hématies réaffirme son acceptation de souffrir au nom des valeurs perçues comme essentielles et ses leucocytes assurent un équilibre entre la personne et le monde. Grâce à la fixation de l'oxygène sur le noyau ferreux de l'hème, le cœur « brûle » les souffrances et établit, dans la conscience de l'homme, les conditions d'une nouvelle croissance. Le cœur est l'ultime guérisseur.

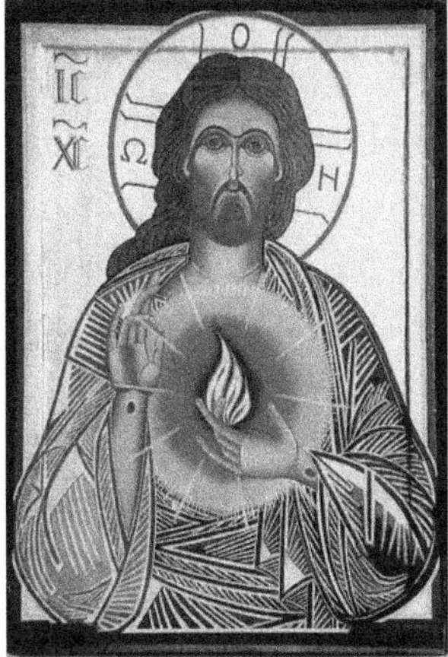

Le cœur est l'ultime guérisseur.
Icône de Jésus[63].

Les trois soleils

La science moderne décrit ainsi l'organe de la circulation sanguine :

> « Le cœur est composé de deux pompes aspirantes et foulantes équipées de valves anti-reflux ; ces pompes sont dotées d'une alimentation électrique automatique qui agit sur les différentes parties du cœur de manière que le remplissage et l'éjection des deux corps de pompe se fassent quasi simultanément. Ces pompes mobilisent, durant en moyenne 80 ans, 10000 litres de sang par jour, soit, dans une vie, environ 300 millions de litres de sang ; le moteur est un muscle fort gourmand en oxygène et en glucose qui lui sont apportés par deux artères qui dessinent deux couronnes autour du cœur : les artères coronaires[64]. »

Étrangement, c'est à l'époque où Jeanne Guyon franchit le grand passage vers l'Immense que le cœur, en Occident, perdit l'honneur d'être le siège des émotions, des passions, de la pensée, de l'intelligence, de la mémoire et de la volonté. Ces caractéristiques furent transférées au cerveau en même temps que leur sens se modifia. Car si l'intelligence du cœur est concorde, ainsi que perceptions des profondeurs du vivant,

---

[63] Source : images saintes,
http://imagessaintes.canalblog.com/archives/p1980-20.html
[64] Pour la science, dossier hors-série juillet-septembre 2003.

l'intelligence du cerveau est spéculation et raisonnement ; si le courage du cœur est « force d'âme », celui de l'intellect s'apparente à une volonté froide comme de l'acier. Si la mémoire du cœur est toute en imprégnation d'expériences sensorielles, celle de la tête est accumulation de données objectives. L'intelligence du cœur écoute la profondeur du mystère, elle capte la nature des flux qui imprègnent et dynamisent le vivant, elle reconnaît la trame du destin en chaque chose, qu'il s'agisse d'une personne ou d'une étoile. Surtout, elle ne sépare jamais. Elle accueille avec une égale bienveillance l'ange et le démon, le bien et le mal, l'acceptable et l'inacceptable. Responsable de la vie, le cœur ne sait qu'accompagner les vagues et les tempêtes jusqu'à ce que, dans quelques siècles, vie biologique et Vie spirituelle se marient. L'intelligence du cerveau joue une tout autre partition. Elle n'aspire pas à la profondeur, mais cherche la clarté. Sa plus grande réussite fut le développement des langages mathématiques et ses conséquences sur l'explosion des techniques. Mais la pensée rationnelle est aussi une formidable armure de protection dressée contre les mystères du cœur. Une coque mentale protège l'intellectuel du vide qui l'habite. Un vide empli de mémoires, de souvenirs sensibles, d'images et de forces transcendantes. La raison tente de stabiliser et de contrôler cette Nature évanescente qui se meut sans cesse, cette mer agitée dont seule l'intelligence du cœur, le maître des vaisseaux, a les clefs.

Nous ne pouvons que suivre ici la remarque de Karl Jasper :

> « L'étonnement que suscite le mystère est en soi-même salutaire pour la pensée à qui il donne l'impulsion vers de nouvelles recherches ; il se peut même que là soit l'aboutissement de toute notre connaissance, c'est-à-dire que, parvenus au sommet de notre savoir, nous touchions, grâce au mystère, le non-savoir essentiel plutôt que d'obnubiler l'être en érigeant comme un but absolu l'objet de la connaissance[65]. »

---

[65] Karl Jasper, *Origine et sens de l'histoire*, éditions Plon, 1954, p.30.

Dans l'ancienne vision défendue par Hippocrate, le cœur était une fournaise, le siège d'un feu vital refroidi par l'air des poumons. Dans son *Corpus Hyppocraticum* datant du Ve siècle avant notre ère, l'auteur attribuait le principe vital au cœur, l'intelligence et les émotions au ventricule gauche, en partage avec le cerveau. Mille ans plus tard, Harvey (1578-1657) montra que l'impulsion donnée au sang provient du cœur et que le liquide vermeil parcourt le corps tout entier. Le cœur, de fournaise, fut soudain ravalé au rang d'une simple pompe ! Puis, avec Descartes et surtout Auguste Comte, l'image puissante du corps-machine se substitua à celle d'un corps vivant et sacré qu'il était interdit d'autopsier. C'est ainsi qu'en posant pour la première fois une question quantitative – quel volume de sang circule dans les veines et les artères ? – Harvey changea le statut de l'organe : la dimension ontologique et symbolique du cœur disparut au profit d'une lecture objective et mécanique du muscle creux. Et le cerveau récupéra la pensée pour lui tout seul.

Pourtant, les sensations corporelles vécues au centre de la poitrine attestent que le cœur est une fournaise lorsqu'il diffuse l'amour. L'ultime guérisseur brûle tous les maux et libère le sang de ses souffrances « karmiques » nées de l'engagement des artères dans le métabolisme cellulaire et de l'homme dans les affaires du monde.

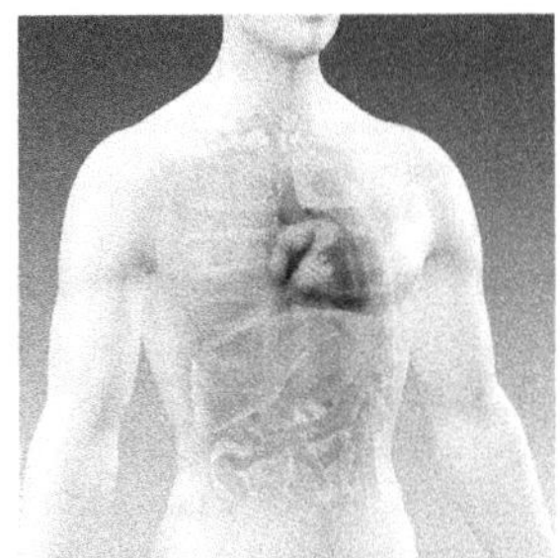

Le cœur dans le corps[66]

[66] Source : Wikimedia,
https://commons.wikimedia.org/wiki/File:Heart%27s_Ubication.jpg

Un seul amour et un feu unique réchauffent le corps humain sous trois modalités différentes : le chaudron pelvien assure sa chaleur et la possibilité d'une régénération physique ; le cœur attise la flamme amoureuse et sème des semences de lumière ; la tête et les yeux révèlent la grande clarté de l'esprit. Ces trois manières de concevoir le feu sont remarquablement mises en scène dans le mythe de Prométhée[67]. Le premier feu, le plus évident aussi, est traditionnellement produit par la friction de deux morceaux de bois l'un contre l'autre. Chez l'homme, ce feu réchauffe sa charpente corporelle. Il maintient la cohésion du corps physique et, par la sexualité, multiplie ses formes biologiques. Jung[68] remarqua que Prométhée était un cousin du Pramantha[69] hindou, ce morceau de bois mâle qui fait le feu par frottement. Cette fonction n'échappa pas non plus à la sagacité de Gaston Bachelard, pour qui la fabrication du feu est la seule invention de l'homme qui ne soit pas une imitation de la nature :

> « Aucune des pratiques fondées sur le frottement, en usage chez les peuples primitifs pour produire du feu, ne peut-être suggérée directement par un phénomène naturel…. L'amour est la première hypothèse scientifique pour la reproduction objective du feu. Prométhée est un amant vigoureux plutôt qu'un philosophe intelligent et la vengeance des dieux est une vengeance de jaloux. Le feu est dit *fils* des deux morceaux de bois, aussitôt né il dévore son père et sa mère, c'est-à-dire les deux pièces de bois d'où il avait jailli[70]. »

---

[67] Luc Bigé, *Prométhée, la sublime irrévérence*, éditions de Janus.
[68] C.G. Jung, *Les métamorphoses de l'âme et ses symboles,* Le Livre de poche.
[69] Le radical en est manth ou math. Son passage au grec aurait donné son nom à Prométhée (Adalbert Kuhn, *Mythologische Studien*). De plus, Pramati = prévoyance, qui est aussi un attribut d'Agni, le dieu du feu hindou (qui a donné *ignis* en latin et igné en français). La menthe, dans l'Antiquité, s'appelait « la couronne d'Aphrodite ». Or le latin *mentula* (membre viril) serait l'égal de l'indo-européen *manth* et un diminutif de *mentha* (menthe) ou *menta*. Or la menthe serait à la fois un aphrodisiaque et un remède anticonceptionnel. Mais les Anciens disaient que la menthe est ainsi appelée parce qu'elle stimule l'esprit par son parfum, l'odeur même de la menthe excite l'âme. En une même plante se côtoient le feu de la sexualité et le feu du savoir.
[70] Gaston Bachelard, *la Psychanalyse du feu*, Gallimard 1949

Si la méthode de faire du feu par le frottement (allumettes, sexualité) paraît naturelle, c'est que l'homme y accède par sa propre nature. C'est le seul art qui ne soit pas imitation de la nature mais imitation de l'homme.

Le deuxième feu couve dans le cœur des hommes. Après le Déluge, Prométhée le leur retira afin qu'ils « ne puissent connaître l'avenir ». L'intelligence spéculative du prométhéen le coupe en effet de la sagesse intuitive naturelle de son cœur, là où compréhension rime avec compassion. Une compréhension qui perçoit l'invisible, sent les possibles et a l'intuition du destin. La flamme d'un cœur allumé éclaire par sa sagesse. Elle brûle d'une plus grande intensité lorsque l'homme obéit à ce qui est juste pour son âme et en accord avec le sens de son destin. Ce feu obéit à la loi d'attraction et de répulsion. Il attire à lui les événements et les situations correspondant aux pensées que la personne anime de sa foi. Ce feu intermédiaire, Platon, dans le *Symposium*, l'associa à l'Éros qui a pour fonction « de faire connaître et de transmettre aux dieux ce qui vient des hommes et ce qui vient des dieux ; les prières et les sacrifices des premiers ; les injonctions des seconds et leurs faveurs en fonction des sacrifices ». Ce désir n'est ni pour la jouissance ni pour la reproduction, il maintient en vibration une conscience intensément préoccupée par les Mystères. Les antiques vestales en étaient les gardiennes.

Un jour, arrivé à la fine pointe de sa quête, le feu du cœur deviendra semblable à la flamme du bûcher. La conscience entrera alors joyeusement dans sa dernière épreuve : l'annihilation de toutes ses richesses. Fascinée par la lumière, comme un papillon de nuit, elle entrera dans la grande fournaise jusqu'à l'extinction de l'ego. Alors surgira l'éblouissante clarté du troisième feu. Bachelard remarquait déjà que « la mort dans le bûcher est la moins solitaire des morts, c'est vraiment une mort cosmique où tout un univers s'anéantit avec le penseur. Le bûcher est un compagnon d'évolution ». Nous y reviendrons en explorant le symbolisme des yeux, ces porteurs de la claire lumière.

Qu'il soit de désir sexuel, de chaleur compatissante ou de brûlure spirituelle, le feu *est* amour. « L'amour n'est qu'un feu à transmettre », affirmait sainte Thérèse d'Avila. « Le feu n'est qu'un amour à surprendre », lui répondit comme en écho Gaston Bachelard. Le feu de l'amour impose le désir de changer, de brusquer le temps, de porter la vie jusqu'à son paroxysme, puis vers son au-delà.

Les feux placés dans le petit bassin, le cœur et la tête veillent à la poursuite ininterrompue de l'humanisation de l'homme. La chaleur du bassin, la flamme du cœur et la grande clarté de la tête se réuniront un jour dans le corps et l'esprit de l'homme pour s'exprimer ensemble. La séparation classique entre les trois formes d'amour, entre *éros* (le désir), *philia* (le plaisir de la compagnie) et *agapé* (l'amour inconditionnel) n'aura plus lieu d'être. Sans confusion cependant, car, pour le cœur, la réunion n'est pas un mélange mais une harmonisation rythmique de la chaleur érotique, de la flamme cardiaque et de la lumière de la lucidité.

Le rythme cardiaque

L'organe responsable de la circulation sanguine est formé de deux cœurs distincts accolés l'un à l'autre. Arrivée à cet étage corporel, *la conscience réalise que la différenciation n'est pas une séparation.* La qualité du cœur consiste à être soi tout en étant en empathie avec l'autre.

Mais qu'est-ce que le rythme ? Laissons, une fois encore, la parole à Georges Romey :

> « Le rythme est la trame du manteau de Maya. Sans lui, le monde perceptible par les sens resterait fondu dans l'invisible unité. De la clameur cosmique, exprimée en phénomènes vibratoires, sort la cadence qui rend sensible ce qui resterait, sans elle dans une éternité de rien et dans un infini de vide. Il sera facile de montrer que le

rythme, dans le libre cheminement de l'imaginaire, est indissociable de cette dimension métaphysique. À cela se superpose la résonance d'une *expérience* à laquelle toute personne fut, à l'aube de sa genèse, inévitablement exposée. L'inconscience du fœtus en développement dans le sein maternel est comparable à celle qui devait envelopper l'univers avant la création. Elle engendre la sensation d'un paradis perdu qui tend à confondre le bonheur et l'indifférencié. Elle inscrit aussi dans le psychisme la notion de *temps absolu*, de l'éternité. Au fil de sa formation, le bébé perçoit bientôt les battements du cœur maternel, les pulsions cadencées du flux sanguin. À son insu s'imprime alors dans sa mémoire sensorielle la notion de *rythme*, qui ne s'effacera qu'avec la mort. De cette impression naîtra plus tard le besoin de repères spatiaux et temporels, générateur des notions de *temps séquentiel*, de temps rythmé, de temps *compté*. La présence du mot *rythme* dans les rêves exprime à la fois la *nature métaphysique* d'un symbole ancré au cœur du mystère et *l'expérience ontogénétique* de l'émergence de la conscience. »[71]

Sens du mystère et de l'éternité, naissance hors du paradis matriciel par la différenciation rythmique et, sur le chemin du retour, conscience de la Maya du monde, de l'illusion des apparences, par la perception du rythme sous-jacent au réel… voilà un joli résumé des fonctions cardiaques !

Ce grand œuvre fut remarquablement expérimenté par Jeanne Guyon (1648-1717), la dernière représentante de la voie du pur amour en France. Elle écrivait :

« Rien ne souffre en nous que la résistance… Ne résistez jamais vous ne souffrirez jamais. Votre cœur doit être également ouvert… Il faut se laisser comme une chambre qui laisse tout entrer et sortir. »

À la fin de son parcours, devenue Rien, ayant abandonné jusqu'à son désir de perfection et sa foi en Dieu, elle entra dans un nouvel espace, dans une immensité sans nom. Comment vit-on quand on est anéanti ? Qu'est-ce que la vie sans ego, la vie sans moi, une cellule sans noyau ? Que se passe-t-il lorsque plus rien ne veut ? Après maintes péripéties, notamment cinq

---

[71] Georges Romey, *Encyclopédie de la symbolique des rêves,* éditions quintessence.

années d'emprisonnement à la Bastille sous prétexte de quiétisme, elle tenta de décrire son état intérieur :

> « Le fond de cet état est un anéantissement profond ne trouvant rien en soi de nominable… Je reconnais que Dieu m'a fait bien des grâces, capables de sauver un monde et que peut-être j'ai tout payé d'ingratitude. Je dis peut-être car rien ne subsiste en moi, ni bien ni mal. Le bien est en Dieu. Je n'ai pour partage que le rien. Tout est perdu dans l'immense, et je ne puis ni vouloir ni penser… Je vais sans aller, sans vue, sans savoir où je vais. Je ne veux ni aller ni m'arrêter. La volonté et les intérêts ont disparu. Pauvreté, nudité est mon partage. Je n'ai ni confiance ni défiance. Enfin rien, rien… Je ne manque de rien, je ne sens de besoin sur rien. La mort, la vie, tout est égal. L'éternité, le temps, tout est éternité, tout est Dieu[72]. »

Lorsque la conscience atteint vraiment le cœur, elle dissout la fonction narcissique élaborée avec tant de soin autour du nombril et dans les viscères abdominaux. Alors, quelque chose de plus grand que soi naît en soi : le sens de l'Immense.

Ce passage vers l'Immense, Jung en fit également l'expérience lorsque ses poumons et son cœur le lui demandèrent. Le 11 février 1944, pendant sa promenade quotidienne, le psychanalyste glissa sur la neige et se foula une cheville. Quelques jours après son admission à l'hôpital, il eut, contre toute attente, une grave thrombose des poumons et du cœur. Entre la vie et la mort, il vécut ce que nous appelons aujourd'hui une E.M.I (*Expérience de Mort Imminente*), qu'il décrit ainsi :

> « Je croyais être très haut dans l'espace cosmique. Bien loin au-dessous de moi j'apercevais la sphère terrestre baignée d'une merveilleuse lumière bleue [...] Mon champ visuel n'embrassait pas la terre entière, mais sa forme sphérique était nettement perceptible et ses contours brillaient comme de l'argent à travers la merveilleuse lumière bleue. [...].
>
> Quelque chose de nouveau entra dans mon champ visuel. À une faible distance, j'aperçus dans l'espace, un énorme bloc de pierre sombre comme un météorite, à peu près de la grosseur de ma maison, peut-être même plus gros. La pierre planait dans l'univers et je planais moi-même dans l'espace. [...].

---

[72] Cité par de Catherine Millot, *La vie Parfaite* (Gallimard).

> Quand je m'approchai des marches par lesquelles on accédait au rocher, je ressentis une très étrange impression : tout ce qui avait été jusqu'alors s'éloignait de moi ; tout ce que je croyais, désirais ou pensais, toute la fantasmagorie de l'existence terrestre se détachait de moi ou m'était arrachée – processus douloureux à l'extrême. Cependant quelque chose en subsistait, car il me semblait avoir alors, près de moi, tout ce que j'avais vécu ou fait, tout ce qui s'était déroulé autour de moi. Je pourrais tout aussi bien dire : c'était près de moi et j'étais cela ; tout cela, en quelque sorte, me composait. J'étais fait de mon histoire et j'avais la certitude que c'était bien moi. "Je suis ce faisceau de ce qui a été accompli et de ce qui a été". Cet événement me donna l'impression d'une extrême pauvreté, mais en même temps d'une extrême satisfaction. Je n'avais plus rien à vouloir, ni à désirer ; j'étais, pourrait-on dire, objectif, j'étais ce que j'avais vécu. D'abord dominait le sentiment d'anéantissement, d'être volé ou dépouillé ; puis cela aussi disparut. Tout semblait être passé ; ce qui restait était un fait accompli sans aucune référence à ce qui avait été auparavant. Plus aucun regret que quelque chose soit parti ou enlevé. Au contraire j'avais tout ce que j'étais et je n'avais que cela.
>
> J'eus encore une autre préoccupation : tandis que je m'approchais du temple, j'avais la certitude d'arriver dans un lieu éclairé et d'y rencontrer le groupe d'humains auxquels j'appartiens en réalité[73]. »

Extraordinaire synthèse des valeurs portées par le système cardio-pulmonaire !

Le cycle cardiaque débute par une contraction du cœur qui propulse le sang dans les artères. Cette contraction commence par les oreillettes et se poursuit dans les ventricules. Le terme « systole » désigne une « contraction ». Pendant la dilatation du muscle cardiaque, la diastole, ses cavités se remplissent de sang. Le terme issu du grec se traduit par « écartement, séparation ». La loi du cœur impose une alternance entre rassemblement (systole) et séparation (diastole). La systole cardiaque fonctionne comme un *symbole*, elle rassemble ce qui est séparé. La diastole s'apparente au « *diabole* », elle sépare ce qui est fusionné. Le battement du cœur ne cesse de rappeler que l'amour rend libre. Il propose de vivre un engagement empathique dans le respect de l'autonomie de chacun. Le cœur se délivre des préoccupations de l'arbre pulmonaire, de l'arbre du bien et du mal. *Il sait intimement que symbole et diabole,*

---

[73] C.G. Jung, *Ma vie*, Gallimard (1973)

dieu et diable, bien et mal, sont frères de sang. Il fonde son rythme sur l'accueil des contraires.

Lorsque la conscience-énergie franchit le diaphragme, un formidable retournement s'annonce. La personne sent confusément que son « moi » était une projection du Soi, cet espace intérieur innommable, immense, vide et toujours serein. Ce que l'on appelle « le Soi » a besoin d'un bon outil pour être utile dans la Maya du monde, dans la nasse des choses et des perceptions sensorielles. L'Infini projette une part de lui-même dans la substance. Cette partie se construit en fonction des rencontres avec le monde extérieur et des mémoires de l'histoire de l'humanité. Peu à peu, le moi devient un sujet autour du nombril. Il perd progressivement le souvenir de son origine au fur et à mesure de sa croissance biologique et de ses engagements dans des liens sociaux. Le désir de mourir qui étreint parfois l'espace cardio-pulmonaire manifeste le désir du moi de se rétracter vers sa source, vers le Soi. C'est un appel pour revenir vers l'essentiel. Heureusement, un cœur ouvert n'a pas besoin de cet artifice suicidaire. La personne au cœur épanoui est semblable à une porte à battants. D'un côté, elle s'ouvre vers l'Infini, de l'autre, elle donne accès aux affaires du monde. C'est cela le rythme cardiaque. Alors le « moi » mondain devient un bon outil, utile au service de l'Immense. La rétraction vers la Source n'est plus désir de mort mais repli initiatique. La méditation favorise ce processus. Elle aide le méditant à retirer sa conscience de ses identifications aux formes objectives, puis de ses sensations, de ses émotions et des mouvements de ses pensées, pour revenir vers la plénitude de son éternité. Alors le Soi peut agir dans le monde *via* le moi, selon les nécessités de l'heure présente.

Quelques méditations pour le cœur.

> The Awakened One is free of all views. The unawakened one is full of views. (Celui qui est Éveillé est libre des points de vue, celui qui ne l'est pas est plein d'opinions).

Forgiveness happens when you know that the other is not responsible. (Le pardon arrive lorsque vous comprenez que l'autre n'est pas responsable).

Attachment is always centered around the 'me'. (L'attachement est toujours centré autour du « moi »).

To see the interconnectedness of all things is the birth of Gratitude (Voir l'interdépendance de toutes choses est la naissance de la gratitude).

Where there is judgement, there is no experience. (Là où il y a du jugement, il n'y a pas d'expérience) [74].

Les fonctions du cœur

Le cœur résonne avec les effluves émanant des mondes subtils. Il donne la parole à tout ce qui ne se mesure ni ne se soupèse et, nous le verrons bientôt avec le symbolisme de la main, il souligne la dignité de l'homme. C'est pourquoi nous allons interroger plus précisément ses fonctions biologiques.

- L'organe a besoin d'air pour fonctionner correctement. Sans l'oxygène transmis par les poumons, le cœur ne pourrait pas alimenter les cellules du corps. L'amour a besoin d'espace (aire) et de temps (ère) pour s'épanouir. L'amour du cœur n'est pas fusionnel : la distance l'enrichit en maturité. Néanmoins, il communique sans cesse, car l'Air symbolique est son aliment !

- Toute parole vient du cœur. Faut-il le rappeler ? Oui, sans doute. L'air présent dans les alvéoles pulmonaires entoure l'organe de la compassion. À chaque fois qu'un mot est prononcé, l'air qui le porte a été réchauffé dans l'espace cardio-pulmonaire. Trop souvent, la parole vient du cerveau, froide, raisonnable, explicative, démonstrative et sans charisme. Parler en posant sa conscience au creux de

---

[74] Extraites des enseignements de la Oneness University, http://www.facebook.com/pages/Oneness-University/206672252741921?ref=profile

sa poitrine change notre relation au monde. Une parole vivifiante et « vraie » surgit spontanément, car les mots portent le souffle des poumons et les qualités chaleureuses du centre cardiaque.

- *Le cœur s'assure que les blocages de la circulation sont éliminés*. En cas d'obstacle, lorsqu'une artère est bouchée par exemple, il crée des voies de circulation nouvelles. Le cœur est par ailleurs le capitaine des vaisseaux. Comment *un vaisseau* pourrait-il s'arrêter de naviguer sans trahir sa fonction ? Lorsque la conscience de l'homme se pose dans son cœur, elle quitte définitivement toutes les formes de dogmatisme et de croyances figées. Elle termine enfin le grand combat commencé dans les genoux, lorsque le sujet comprit intimement le sens de la génuflexion.

- *Le sang relie les organes et maintient leur unité* : l'unité du moi psychique dépend du fonctionnement du cœur. Paradoxalement, les globules rouges sont les seules cellules sans noyau de l'organisme et signent la place vacante laissée par un sujet qui s'accorde à l'Immense. L'unité s'accomplit dans la disparition du moi.

- *Le sang est très sensible aux émanations psychiques*, d'où l'importance et la difficulté de son « nettoyage ». La disparition du noyau du « moi » augmente la perméabilité du sujet aux énergies psychiques qui émanent des personnes et des lieux rencontrés. Ce sont là ses premiers pas *concrets* vers le paradoxe de l'unité. L'homme de cœur réalise qu'il est différent de ses frères, mais pas séparé d'eux. La perception sensible de la Nature augmente également.

- *Le véhicule du sang a une forme fractale*. Le réseau des vaisseaux sanguins affirme une identité de forme entre la partie et le tout. Chaque rameau grossi sous la lentille d'un œil rapproché peut en effet être confondu avec l'arbre sanguin en son entier. Pour une conscience cardiaque, la partie est aussi importante que le tout, le détail aussi précieux que le monde, la vie au village aussi riche d'enseignements que la géopolitique. Il n'y a en vérité aucune différence.

- *Le cœur est organiquement très localisé tout en étant fonctionnellement très délocalisé.* Qu'est-ce qui est le plus important : le réseau sanguin ou le cœur ? Une telle question n'a pas de sens, car l'organe sait, comme dans le chant choral, qu'il est *à la fois* insignifiant et très important, puisque sa note particulière est portée par le chœur *et* porte le chœur.

- *Le sang rouge dynamise le corps,* il le propulse vers son futur. Poser sa conscience dans le cœur transforme le sujet en visionnaire de son avenir et prophète de son monde. Sa fonction est comparable à celle du foie dans le champ de cohérence de l'espace abdominal.

- *Le sang veineux enrichit et détoxine l'organisme.* Il nettoie le passé des pensées et des émotions stagnantes. À nouveau, sa fonction est comparable à celle du foie dans l'espace abdominal.

- *Il répartit de manière équilibrée l'oxygène dans toutes les parties du corps en fonction des besoins des cellules.* Toute répartition illégale de l'énergie – tout privilège – appauvrirait l'organisme en créant ailleurs une dette, un manque d'énergie. L'économie du cœur ne connaît ni les prérogatives ni les faveurs. Là encore, le foie joue un rôle similaire dans l'abdomen, mais dans un espace restreint à la famille et à la tribu.

- *Il « ensaigne » le corps.* Il enseigne le corps. La transmission des connaissances n'est-elle pas une affaire de

cœur puisque, malgré tout, dans l'involution, il faut bien
« apprendre par cœur » un minimum de savoirs et de
savoir-vivre ? Sur le chemin du retour, le cœur ne transmet
plus seulement un savoir, mais bien une « co-naissance »
qui stimule la flamme intérieure du récipiendaire et l'invite
sans cesse à renaître. C'est cela « ensaigner ».

- Enfin, *il maintient la santé de l'organisme* grâce à ses
anticorps et à ses plaquettes. Le système immunitaire
sépare le moi du non-moi, il protège le sujet.

Pour terminer cette exploration symbolique du cœur biologique,
donnons à nouveau la parole à G. Romey qui, grâce à l'analyse
de centaines de rêves éveillés, insiste sur cette qualité si
importante : la simplicité.

> « Le cœur, dans le rêve, affirme que chaque être est un Dieu, et
> réciproquement, comme chaque étoile est dans l'Univers et
> l'Univers dans chaque étoile. L'onirisme refuse le cœur-centre de
> rayonnement spirituel parce que ce serait manquer à l'harmonie
> universelle que de sacraliser l'un de ses rouages. Le cœur du rêve
> est plus intelligent que la raison. Il est plus sage que la sagesse. Il
> est plus profond que le sentiment. En se présentant en humble tenue
> d'organe, il se place au-dessus de toutes les abstractions. »

L'organe, si essentiel, se laisse humblement nommer par
d'autres parties du corps comme l'oreille et le ventre ; l'organe,
si central, distribue des hématies sans noyau ; l'organe, à qui
échoit l'unification psychique, ouvre tant de portes appelées
« valves » ! N'est-il pas exemplaire de la grande simplicité ?
Être *et* ne pas être, tel est le secret du cœur. Un paradoxe que
nous réexaminerons en interrogeant deux grands dieux
contraires, Apollon et Dionysos.

Les couleurs du dialogue cardio-pulmonaire
Observons les trois couleurs du sang : le rouge artériel, le
« bleu » veineux et le « blanc » des leucocytes et de la lymphe.
Les artères charrient le sang rouge et plongent profondément
dans la masse corporelle. La teinte « bleutée » des veines est

évidemment une simple apparence. Elle semble ainsi, car les veines sont superficielles. La transparence de la peau les aide à prendre cette teinte.

Ces coloris sont précisément ceux que Georges Dumézil associe aux trois grandes fonctions théorisées par les Indo-Européens. Le rouge pour le guerrier, le bleu pour le producteur et le blanc emblématique du souverain[75]. Elles transparaissent encore aujourd'hui dans les drapeaux nationaux, dont celui de la France, qui équilibre le bleu, le blanc et le rouge. Les couleurs du sang, tout comme les « drap-peau », portent haut les valeurs du sujet ainsi que celles de la nation, ce « sujet » collectif.

Le rouge vif des artères n'est pas que blessure. Il est acceptation de la souffrance née de la passion. Il reconnaît la nécessité des égratignures qui accompagnent les engagements héroïques au nom de valeurs abstraites (*aer*, le souffle). Le Prince charmant traversa une forêt de ronces et d'épines avant de déposer un baiser sur les lèvres de la Princesse. Il écouta l'appel de son cœur et suivit le chemin de ses artères. Il s'engagea dans un rapport charnel au monde avec ses joies et ses tourments. Le rouge évoque tout à la fois le soldat blessé sur le champ de bataille de la vie, le cœur qui bat et qui saigne, l'abandon des armures thoraciques et la croissance d'une personnalité qui ose prendre des risques pour réussir sa dynamique d'évolution. C'est l'armée rouge, le combattant prêt à verser son sang pour servir la cause qu'il chérit, l'amoureux capable de suivre jusqu'au bout du monde sa dulcinée (et l'inverse). Et lorsque « le sang ne fait qu'un tour », imagine-t-on autre chose qu'un liquide vermeil ?

Dans l'imaginaire, le bleu veineux s'oppose au rouge artériel. Il a la couleur du ciel et du manteau de la Vierge. Sa tonalité

---

[75] Georges Dumézil, *Esquisses de mythologie* qui regroupe plusieurs essais, dont « *La courtisane et les seigneurs colorés* », collection « Quarto », éditions Gallimard.

légère évoque la proximité de l'infini et la touche de
l'impalpable. C'est la couleur de la distance et de
l'inatteignable. Le bleu affirme des valeurs si contraires au
rouge de l'engagement, de la guerre et de l'acceptation des
blessures ! Rares sont les nourritures terrestres qui proposent
cette teinte. Pour la sentir, il suffit de remarquer, avec Georges
Romey, que « cette couleur s'offre au regard et se refuse à la
main ». Le bleu de la mer et l'œil azuré sont la marque
d'univers dont l'approche requiert l'abdication des repères
sensoriels. Ils promettent ou aspirent à une paix souvent
incompatible avec les exigences de l'incarnation[76], de *l'incarnat*
précisément. Le bleu calme les douleurs trop vives et les
souffrances trop aiguës du sang rouge de la blessure. Le bleu
onirique des abysses, comme celui du ciel, donne accès à une
connaissance venue d'au-delà de la conscience ordinaire.
L'autre visage du bleu est observable dans la couleur du
vêtement des travailleurs : dans le bleu dit précisément « de
travail ». Plus foncé, soumis aux exigences de la terre, il signe
l'effort, le labeur, la production. Si le rouge était vie et mort,
engagement et blessure, aventure et déboire…, le bleu est idéal
de paix et activité productrice, sérénité et besoin de sécurité. Le
bleu équilibre la psychologie de conquête et de compétition de
celui qui « voit rouge », en lui proposant une dynamique
d'apaisement.

Et le blanc ? Eh bien, il garantit l'identité du sujet. Exactement
comme les globules blancs qui défendent l'intégrité de
l'organisme. Avec le noir, c'est l'une des deux teintes du deuil,
donc du passage d'un monde vers un autre.
« Traditionnellement, le blanc est le vêtement des élus, des
candidats, c'est-à-dire des *candidus*, le nom latin du blanc !
Blanche est la robe du pape, des prêtres de l'Égypte antique,
des officiants de Zoroastre, des vestales, des druides, du
prophète. Blanc est aussi le linceul, l'*Izar*. Il est, dans de vastes

---

[76] Georges Romey, *Encyclopédie de la symbolique des rêves*, éditions
quintessence.

130

aires culturelles, le signe du deuil, de la mort. Le blanc exprime l'absolu, la perfection, la surconscience, l'origine et la fin, le Tout et le Rien, l'Unique, l'indifférence, l'innocence, la non-implication, l'isolement, la pureté, la stérilité, l'arrêt, le silence. Il est du monde des fantômes, de l'invisible. Nullement exhaustive, une telle énumération permet au moins de prendre la mesure du symbole[77]. » Il exprime les différents états du « moi », depuis la surconscience jusqu'à la mort-absence, lorsque la personne se dégage de tous ses contacts avec le monde extérieur, retirée dans sa tour d'ivoire en n'autorisant l'entrée qu'aux quelques compagnons qui montrent patte blanche. Le blanc est sélectif, pour ne pas dire élitiste. Il prépare et annonce toutes les phases de transition d'une existence, comme en témoignent la robe de mariée, le vêtement de la communion, le linceul du dernier jour et la tenue immaculée du candidat à l'initiation. Nul ne peut cependant rester trop longtemps dans le blanc sans « avoir un blanc », sans en mourir.

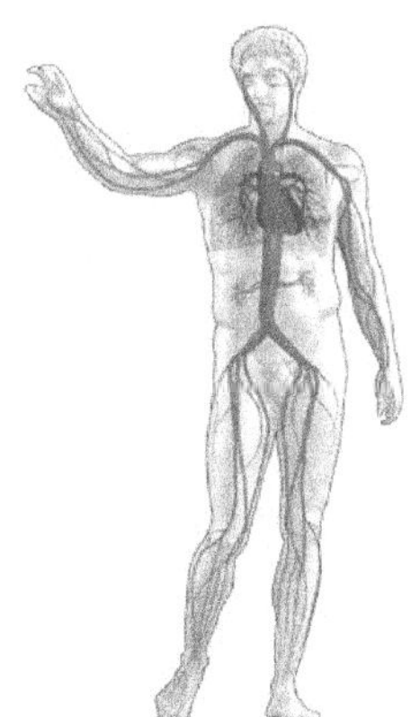

Réseau sanguin, système veineux et artériel.
Il distribue le bleu et le rouge dans le corps.
(source : Wikipedia)

Toute couleur symbolique contient les germes d'un extrémisme lorsqu'elle règne sans partage sur ses compagnes. Le bleu est

---

[77] Georges Romey, *op.cit.*

une manière de se glacer, de cultiver une froide indifférence en se réfugiant dans un ciel sans nuages, hors d'atteinte des souffrances. Le rouge devient une violence guerrière, destructrice des équilibres et des civilisations. Le blanc se fige dans l'élitisme et maçonne une tour d'ivoire. Faudra-t-il alors s'étonner que le drapeau de l'ex-U.R.S.S. fût tapissé de rouge, que celui du Vatican et d'Israël arborent un fond blanc et que le fanion d'une Europe réduite à un « grand marché » se distingue par son paysage bleu ? L'Union européenne est aussi née d'un profond désir de paix suite aux deux grandes guerres mondiales qui déchirèrent le continent et firent ruisseler le sang vermeil des combattants sur les champs de bataille.

Corps humain et corps social racontent une commune histoire. Mais la biologie s'en sort mieux que les nations, car elle marie les trois fonctions en harmonisant les rôles du sang : la vitalisation par le rouge artériel, la production par le bleu veineux et le maintien de l'identité du sujet par les leucocytes du système immunitaire. *Cette collaboration n'est possible que grâce à l'intelligence compatissante du cœur,* qui propulse rythmiquement le sang dans l'ensemble de l'organisme.

Le mélange des lumières bleue et rouge offre le violet au regard, la teinte de la toge des empereurs romains et des prélats catholiques. Qui s'en étonnera ? L'Empire et l'Église sont des institutions non démocratiques qui coagulèrent le pouvoir spirituel du bleu céleste avec le pouvoir temporel de l'incarnat.

Les artères véhiculent le sang écarlate. Ce sont des vaisseaux de guerre qui guident l'incarnation de l'Esprit (*aer*) dans la matière. Ils s'épanouissent chez les idéalistes militants. Les veines sont des vaisseaux de commerce qui transportent la production. Ils sont attentifs à la stabilité, à la paix et à la croissance des organismes, qu'il s'agisse d'une personne, de sa famille ou de la société où elle vit. Ils défendent la sécurité et la sérénité des ménages. Tous deux ont besoin des globules blancs, gardiens de l'identité psychosomatique. Lorsque le pays est en danger, le clivage entre les rouges et les bleus disparaît : c'est l'union sacrée et le retour au blanc, à la défense identitaire et au nationalisme symbolisés dans le corps biologique par le système immunitaire.

Les drapeaux des pays de culture indo-européenne comme la France, l'Angleterre et l'Allemagne différencient ces trois couleurs, car ces peuples séparent les trois fonctions législatif (première fonction), juridique (deuxième fonction) et exécutif (troisième fonction) : ils vivent en régime démocratique. Bien sûr, la raison historique est tout autre. Mais on sait à quel point le symbolisme, ce langage de l'inconscient et de la nature, s'immisce dans nos vies si raisonnées ! Les démocraties différencient en effet, sans les séparer, les trois organes du gouvernement et les trois couleurs de leurs drapeaux. Elles fonctionnent sur la base d'une indépendance théorique entre le législatif (blanc), le juridique (rouge) et l'exécutif (bleu). Le blanc de la souveraineté, le bleu de la production et le rouge de l'engagement sont coordonnés et, idéalement, indépendants. Les pays non démocratiques coagulent ces trois fonctions dans leur régime politique, soit sous la forme du culte d'un personnage charismatique qui possède les trois fonctions s'ils sont athées (Lénine, Mao Tze Dong, Kim Jong-un), soit en révérant le contenu d'un Livre unique comme dans les pays musulmans, juifs et chrétiens. Ils choisissent alors des drapeaux unis avec un sigle complémentaire, comme l'ancienne U.R.S.S., les pays islamiques, Israël et les États pontificaux[78].

L'Europe s'est aussi choisi un drapeau à deux couleurs présentant des étoiles jaunes sur fond bleu. On pourra alors remarquer la difficulté de l'Union à créer une armée commune et à s'engager dans une politique étrangère aux noms d'idéaux

---

[78] Le bleu est parfois remplacé par le vert ou le noir ; le blanc par le jaune (*cf.* Georges Dumézil, « La courtisane et les seigneurs colorés », *colection « Quatro », éditions Gallimard*).

partagés, en un mot à incarner les valeurs d'un rouge manquant. On remarquera aussi que cette Union européenne se fonde sur le grand marché de la production, au risque d'un déficit démocratique. Mais nous verrons que ce choix a un autre sens, beaucoup plus métaphysique[79].

D'une manière générale, le rouge descend, il va de l'Esprit vers la matière ; le bleu remonte, il va de la matière vers l'Esprit. Et le blanc réunifie les deux. De manière analogue, dans le corps, les artères *s'enfoncent* dans la chair alors que les veines bleutées *remontent* pour apparaître à proximité de la barrière cutanée. Les cellules de l'immunité sont toujours discrètement présentes. Le sang oxygéné plonge dans la masse cellulaire pour apporter de l'énergie au corps. Il commence par un idéal puis impose son incarnation. Au passage, il se charge de lourdeurs et engrange des blessures. Les artères réitèrent dans le corps le grand processus d'involution. Le sang veineux commence par l'expérience cellulaire concrète et revient chercher l'oxygène pulmonaire en se débarrassant d'un résidu toxique : le fameux gaz carbonique. C'est l'équivalent du processus d'évolution qui commence avec l'expérience en « bleu de travail » et retourne vers la paix du bleu céleste. Le cœur ne sépare jamais la blessure née de l'engagement, du désir de paix qui annonce la fin des combats. Ces deux apprentissages, il en comprend la complémentarité et le juste rythme. Il trinitise le mouvement du vivant.

Malheureusement, dans notre culture occidentale, le rouge de l'engagement n'a plus qu'un seul objectif : produire plus. Pourquoi ? Parce que les hommes et les femmes à l'esprit héroïque partent aujourd'hui à la conquête de nouveaux marchés, ils n'aspirent qu'à augmenter leur trésor de guerre. Tout se passe comme si le « bleu » de la production avait mis la puissance guerrière du « rouge » à son service. Les chefs d'entreprise sont considérés comme des héros modernes.

---

[79] Volume 4 de cette série.

Naguère, ces mêmes hommes à l'étoffe bien trempée partaient sur les routes en quête du Graal ou servaient l'idéal de leur culture. Aujourd'hui, la vache sacrée est devenue un veau d'or. La dernière manifestation politique de la capacité du rouge à s'engager au nom de quelque chose de plus grand que soi se solda par l'échec du communisme. Le déséquilibre de notre modèle de civilisation a sa source dans la suprématie de l'économie sur tout le reste. Le bleu veineux impose ses valeurs au rouge héroïque et au blanc initiatique. À tel point qu'il finit par sous-entendre que les seuls combats valables sont ceux qui permettent de « faire carrière » et que la seule identité désirable est celle qui s'affiche par un enrichissement. Les énergies fossiles extraites avec tant d'effort au XXᵉ siècle ne nous servirent qu'à élaborer un faux-self collectif.

Il serait trop systématique d'associer le sens des couleurs aux partis politiques qui les revendiquent. Néanmoins, des similitudes apparaissent entre la droite et les valeurs symboliques du bleu, entre la gauche et la couleur rouge. Notons au passage que l'alternance politique est une loi du cœur !

Le feu de l'Esprit – l'oxygène de l'air – est transmis au cœur par les alvéoles pulmonaires. La portée symbolique de cette phrase n'aura un sens que pour la personne qui pose sa conscience dans sa zone cardio-pulmonaire. Elle semble très utopique ou même naïve pour une société de consommation qui idéalise la croissance économique et se développe sur les compétences symboliques du ventre, avec ses idéaux de sécurité psychologique, de narcissisme physique, d'abondance alimentaire, de croissance démographique et de puissance financière. Dans ce contexte, l'« oxygène » représente seulement l'énergie nécessaire au développement industriel : pétrole et finance. Le souffle n'est plus conçu comme un « feu vivifiant » et enthousiasmant qui gonfle les voiles du « bateau monde » pour l'emmener dans une direction seulement connue de l'Esprit [80] . C'est un simple soufflet qui alimente une chaudière mécanique.

Le bleu est conservateur, le rouge militant

Cela tombe sous le sens, puisque le sang veineux charrie la production cellulaire alors que le sang rouge, neuf, est chargé d'idées brûlantes (l'oxygène) qu'il s'efforce de distribuer dans la masse (des cellules). Les personnes les plus opposées aux « rouges » étaient les aristocrates dits justement « au sang bleu ». Avant la Révolution, cette catégorie sociale profitait des réalisations jugées les plus enviables d'une lignée familiale, d'une organisation sociale et d'un système économique[81]. Ils haïssaient les « rouges », car ils percevaient avec raison les dangers d'une révolution qui remettrait en cause leurs privilèges. Aujourd'hui, il n'y a presque plus d'aristocrates, mais « les riches » les remplacent en tant que nouvelle aristocratie des affaires. Riches en capital, mais aussi en culture et en réseau relationnel [82] . Si le sang bleu a beaucoup d'expériences derrière lui et en profite, le sang rouge a la fougue d'une jeunesse *inspirée* par des idéaux.

Le bleu est « religieux », le rouge est « spirituel »

Dans le ventre, les systèmes de croyances collectifs importent plus que les expériences individuelles, puisque le processus d'individuation suppose de « se mettre à part » pour franchir le diaphragme. Le bleu conservateur s'appuie sur les valeurs collectives nées des religions. Il révère la Vierge et son manteau couleur de ciel. Ce qui le choque, ce sont les manquements à ce

---

[80] C'était la posture philosophique que Hegel adopta sous l'expression « la ruse de la Raison ». « Enthousiasme » vient de *en théos*, « en Dieu »

[81] L'origine de cette expression remonterait au Moyen Âge. La noblesse espagnole se targuait de ne compter aucun ascendant maure ou juif. Par suite, elle se remarqua à sa peau bien claire laissant apparaître des veines bleutées. On sait que le sang veineux n'est jamais bleu. Le sang oxygéné qui quitte les poumons est d'un beau rouge cerise, mais, une fois l'oxygène cédé aux organes, il devient rouge sombre. La couleur bleutée est due à la filtration de la lumière par la peau.

[82] Une nouvelle aristocratie se forme aujourd'hui sous nos yeux avec les 1% d'hommes et de femmes qui disposent de 80% de la richesse mondiale.

qu'il estime « moral ». Le rouge cherche, au contraire, de nouvelles valeurs après s'être dépouillé du gaz carbonique, des fruits inutiles des anciens systèmes. Ce qui le choque, ce sont les manquements à la justice, car sa fonction consiste à donner de l'énergie à chaque cellule du corps selon ses besoins. Les bleus sont choqués par l'avortement et les rouges ne supportent pas des écarts de salaires jugés indécents. Immoralité (corruption) et sentiment d'injustice sont deux raisons qui font descendre la foule dans la rue pour renverser un gouvernement et agiter les espoirs d'un nouveau monde.

Le péché des veines sera la corruption et l'avarice qui brisent l'unité sociale. Les artères, en leur langage si éloquent, pourront saigner pour dénoncer le bleu « corps-rompu » et les veines manifester « la varice », source d'injustices. La faute des artères sera la trahison de l'Esprit. On objectera que les « rouges » de Lénine professaient un athéisme idéologique. C'est méconnaître la dimension messianique du communisme, qui fut la première tentative humaine de réaliser un paradis terrestre sans Dieu, de manière infiniment plus réaliste que le libéralisme[83].

La création, du bleu et du rouge

Le cliché veut que la droite produise et thésaurise, que la gauche distribue et gaspille. Dans le corps, la fabrication des biens de consommation a lieu dans les cellules. Elle n'est possible que parce que les deux couleurs s'y rencontrent. La création de richesses est le point le plus bas où coopèrent les rouges et les bleus. C'est pourquoi la bonne santé de l'économie est consensuelle à droite comme à gauche. La logique du ventre la considère comme un objectif suprême. Mais il s'agit seulement d'un moyen pour que la conscience collective passe un jour dans l'espace du cœur, c'est-à-dire se dirige vers une société de compassion. Nourrir le ventre sans créer les conditions de ce passage conduirait à l'obésité, une

---

[83] Frank Bowman, *Jésus depuis Jésus,* tome - 1 : *Le Christ des barricades, 1789-1848,* éditions du Cerf.

maladie individuelle qui se généralise et est symptomatique de l'état des sociétés dites « avancées ».

Public et privé

Les artères sont attentives à l'intérêt général, puisqu'elles donnent à chaque cellule l'énergie (l'argent) dont elles ont besoin pour accomplir leur fonction. Les veines remontent hors de la masse corporelle pour chercher un nouveau souffle. Elles s'extirpent de la foule des cellules tout en véhiculant les fruits de leur labeur. Idéalement, les activités industrielles qui s'occupent du bien commun de l'organisme social, comme E.D.F, la S.N.C.F, la Poste et les autoroutes, devraient rester publiques ; celles qui innovent en cherchant de nouvelles inspirations appartiennent à la sphère privée.

Au repos, environ quatre litres d'air et cinq de sang traversent les poumons chaque minute. En un seul jour, le cœur pompe l'équivalent de huit mille litres de sang et effectue cent mille battements. Ces images mériteraient réflexion dans une société démocratique où les partis n'envisagent la politique que sous l'angle de la victoire des uns sur les autres. Lorsque les bleus et les rouges s'épuisent en de stériles combats, ils laissent le champ libre aux blancs, à l'extrême droite avec son rêve de pureté raciale et nationale, dans un monde clos enfermé dans une tour d'ivoire au nom de la défense identitaire, symbolisée par les leucocytes.

Mythologies

L'Égypte fit du cœur le centre de la vie et de l'intelligence ; la Chine, la source intuitive qui produit la révélation ; le soufisme, le siège de la contemplation spirituelle et, dans le christianisme, le Sacré-Cœur représente le gîte de l'amour. Le monde juif semble avoir « sauté » l'étape cardiaque en focalisant sa conscience dans la tête et le ventre. Son cœur reste déployé dans l'espace tribal et familial, se conformant ainsi aux valeurs symboliques du foie. Le modèle de civilisation proposé par un Occident athée, scientifique et consommateur, est à l'avenant. La reconnaissance du symbolisme du cœur pour élaborer une société de compassion sera sans doute l'un des enjeux les plus importants du monde à venir.

Lors de son voyage en Amérique, Jung fut profondément étonné d'apprendre que les Indiens croyaient que les Américains étaient fous parce qu'ils pensaient avec leur tête. Jung demanda à Lac des Montagnes, le chef des Pueblo, où pensaient les Indiens. « Dans le cœur », répliqua-t-il. Ce lavage de cerveau se poursuivit lorsque l'Indien releva la cruauté que porte l'homme blanc sur son visage :

> « Leurs lèvres sont minces, dit-il, leurs nez pointus, leurs visages sont sillonnés de rides et déformés, leurs yeux ont un regard fixe, ils cherchent toujours. Que cherchent-ils ? Les blancs désirent toujours quelque chose, ils sont toujours inquiets, ne connaissent point le repos. Nous ne savons pas ce qu'ils veulent. Nous ne les comprenons pas. » Jung avait trouvé ce qu'il recherchait depuis très longtemps : un point de vue complètement extérieur qui lui permettrait de voir l'homme blanc [84].

Ce voyage impressionna profondément le psychanalyste, qui se servit abondamment de ces expériences pour illustrer les séminaires qui suivirent son retour en Europe.

Avons-nous conscience que nous sommes le seul peuple de l'histoire à penser avec sa tête ? Ce changement de perspective est relativement récent, il est possible de le situer à l'époque où Harvey substitua l'idée de fournaise à celle de pompe pour comprendre le fonctionnement du cœur. Ce déplacement du centre de l'attention vers la tête changea radicalement le visage de la civilisation occidentale. Et, visiblement, selon les Indiens Pueblo, nous ne savons encore que très imparfaitement utiliser les qualités de la tête symbolique et avons « oublié » la fournaise cardiaque. Nous reviendrons ultérieurement sur cette délicate transition. Pour l'heure, tournons notre regard vers Apollon, le dieu prophète, musicien, archer, guérisseur et exilé. À lui seul il représente toutes les fonctions du cœur symbolique. Pourtant, cette divinité est malheureuse en amour. Ses échecs, en réalité, mettent en scène les apprentissages du cœur.

Apollon, le dieu du cœur

Apollon était donc prophète. Ses pythonisses prédisaient l'avenir dans le temple de Delphes. Ce don de divination, Apollon le reçut du dieu Pan, une divinité déjà rencontrée en explorant le pancréas. Le cœur, avec le pancréas et le foie, est l'espace corporel de la vision du futur. Par ailleurs, le dieu joue merveilleusement de la lyre, un objet fabriqué par Hermès à partir d'un intestin de bœuf et d'une carapace de tortue. Dans la logique symbolique, nous comprenons que le cœur-Apollon a besoin d'un bon fonctionnement des viscères – pancréas et intestins notamment – pour exprimer ses dons.

Dès le quatrième jour qui suivit sa naissance, le bébé-dieu demanda un arc et des flèches. Puis il chercha un lieu où édifier son temple ! La fonction du cœur est donc clairement affirmée : devenir le temple d'un dieu. Le cœur est le repaire du divin en l'homme, là où luit Sa Présence. Le mythe précise que ce temple n'est pas donné par la nature, mais qu'il doit être construit dans l'expérience de la vie : le *quatrième* jour a en effet valeur d'engagement et, sur le plan biologique, le sang *rouge* mis en mouvement par un *muscle creux* séparé en *quatre* cavités réaffirme la même idée. Tel est donc le combat d'Apollon et de l'organe cardiaque : élaborer, grâce aux luttes mises en œuvre dans le thorax, un temple intérieur où la conscience du Soi se stabilise, s'épanouit et rayonne.

Les biographes du dieu affirment qu'Apollon est aussi un guérisseur. Son fils, Asclépios, deviendra le patron de l'Ordre

---

[84] Cité par Barbara Hannah, *Jung, sa vie et son œuvre*, La Fontaine de Pierre, Dervy Livres (1989).

140

des médecins. N'est-ce pas une évidence ? Le contact avec le Soi n'est-il pas l'ultime acte de guérison ? Celui qui allume sa fournaise cardiaque en acceptant les appels de son destin guérit de ses maux. Il décroche alors le droit de soigner les autres[85].

Les qualités symboliques du dieu solaire sont en relation les unes avec les autres :

> « La fonction oraculaire d'Apollon permet de comprendre pourquoi il hérite à lui tout seul du pouvoir de guérison qui aurait tout aussi bien pu échoir à n'importe quel dieu de l'Olympe. Le maître de Delphes devient possesseur de la parole qui guérit en montrant aux hommes le chemin de leur destinée et en mettant en évidence ce qui les détourne de ce chemin. Les maux dont souffrent les hommes ne sont jamais que le résultat de leur égarement et de leur aveuglement. La parole oraculaire tente de rassembler la dispersion des pulsions autour d'une visée qui leur donne un sens libérateur. Le pouvoir de guérison arrive par le cœur qui rassemble et élève l'expérience de l'homme[86]. »

Guérir par la parole, le chant, l'accueil de ses rythmes intérieurs, le rassemblement des différentes parties de soi-même et l'adhésion au sens de son destin : c'est tout cela que propose le cœur symbolique [87] . Alors, nul ne s'étonnera plus de l'éternelle jeunesse attribuée au dieu de la lumière !

Le dieu solaire est la source du vivant en l'homme, tout comme Dionysos, l'autre divinité à la jeunesse sans fin. Mais la nature de la « vie » diffère. Dionysos appartient au matriarcat, à l'univers du serpent et au monde de la grande déesse. Dès sa

---

[85] Ne parlons pas ici de la sélection des futurs médecins, fondée sur leurs réponses à des Q.C.M. qui testent leur intellect et leur mémoire sans jamais questionner le degré d'empathie de ces étudiants, une qualité pourtant cardinale pour ceux qui se destinent à cette profession.

[86] Linda Gandolfi et René Gandolfi, *La Maladie, le mythe et le symbole*, éditions du Rocher.

[87] Les thérapies correspondantes, partielles lorsqu'elles sont fondées sur une conscience mentale au lieu d'une présence cardiaque, seraient la psychanalyse (guérison par la parole), la psychophonie développée par Marie-Louise Aucher (le son), les thérapies émotionnelles (l'accueil des ombres comme des lumières), la philosophie et la mythologie thérapeutique introduites par Paul Diel (le sens de son destin).

tendre enfance, il fut habillé en fille et, autour de sa tête, sifflaient d'amicaux serpents. Un jour, les Titans le découpèrent en morceaux et le mirent à bouillir dans un chaudron dont nous connaissons l'analogon dans la géographie corporelle : le bol pelvien[88]. Bientôt ressuscité, son corps fut reconstruit autour de son cœur. Sa joie, il la doit à ses instincts et à ses désirs, à l'intensité du feu qui bouillonne dans son chaudron corporel, à sa capacité chamanique d'immersion dans le monde magique pour en ressortir régénéré, à son démembrement qui métaphorise la labilité d'un « moi » capable d'accueillir les présences et les habitants des autres mondes. Apollon, au contraire, tue le serpent Python puis met ses prêtresses à son service. Comme le remarquent L. et R. Gandolfi, avec Apollon, « nous avons la première manifestation claire du passage du matriarcat au patriarcat, ou encore de la nécessaire prédominance de la virilité sur les forces matricielles [89] ». La vitalité apollinienne n'est pas fondée sur la libération des forces instinctuelles, mais sur la conscience et le sens d'une destinée personnelle. Cette émancipation d'un féminin englobant et tout-puissant sera chère payée, puisque les relations amoureuses du dieu s'avéreront désastreuses. Nous verrons bientôt comment le cœur masculin pourra se réconcilier avec l'arbre pulmonaire féminin, en interrogeant les métamorphoses en arbre des personnages qui refusèrent les élans amoureux du Soleil. Mais explorons d'abord le symbolisme de sa naissance, puisque *poser sa conscience dans l'espace du cœur, c'est reproduire dans le corps et le psychisme individuel la naissance d'Apollon. Le mythe propose ici une très belle scène*[90].

Lorsqu'Héra découvrit que Létô était enceinte, elle fit poursuivre l'infortunée par un gigantesque serpent : le fameux

---

[88] Le latin *pelvis,* qui désigne le petit bassin, se traduit par « chaudron ».
[89] Linda Gandolfi et René Gandolfi, *La Maladie, le mythe et le symbole,* éditions du Rocher.
[90] Nous reprenons ici un certain nombre d'éléments développés dans un autre ouvrage, *Le Code secret des jours de la semaine, dimanche : la porte de l'Immense.*

Python. Non contente de cette première menace, elle interdit à tous les lieux éclairés par le soleil d'accueillir sa rivale pour accoucher. Alors les îles, les monts et toutes les plaines du monde chassèrent la pauvre Létô, qui avait eu le tort de déplaire à la déesse en passant une nuit d'amour avec Zeus. Le vent du sud transporta Létô vers une étrange île flottante, aride et sans racines, qui accepta courageusement de la recevoir : la minuscule Ortygie. Après sept mois de grossesse, la Titanide accoucha. De ses contractions naquirent d'abord Artémis, la Lune, puis un frère jumeau, Apollon, le Soleil. Ce dernier récompensa immédiatement l'île pour sa bravoure en la nommant « Délos », *la Brillante*. Il la fixa ensuite au milieu des flots grâce à quatre piliers profondément plantés au fond de l'océan. Depuis ce jour, la vie végétale et animale foisonne sur le minuscule caillou qui eut l'audace inouïe de contrarier la femme de Zeus.

Stabiliser un territoire « brillant » au milieu des flots, lui attribuer un nouveau nom et le doter de fécondité : n'est-ce pas la définition du « sujet » selon Freud et bien d'autres ? Chaque personne s'efforce de stabiliser l'île de son unité psychique, qui dérive d'abord sur la grande mer de l'inconscient. Alors naît la conscience d'un nouveau dieu : Apollon, le représentant du Soi. Notons qu'Artémis, la Lune, naquît la première, comme pour dire que l'élaboration du moi précède la conscience du Soi. L'apparition de ces deux états de conscience, contre la volonté du monde des dieux, demande du courage. La première épreuve consiste à accueillir un sentiment d'exil. Le mythe illustre cela merveilleusement en affirmant qu'aucun lieu du monde connu n'a le droit de recevoir la naissance des jumeaux. Apollon souffrit toute sa vie de ce sentiment d'exil, jamais gommé malgré son immense popularité. Quant à Artémis, la sauvageonne, elle parcourra les immenses forêts, sans repos, exilée volontaire des cités. Il y a en chaque homme une part de conscience sauvage et solitaire qui vagabonde sans cesse à la recherche d'expériences initiatiques dans les sombres forêts sauvages (Artémis) et une autre qui tente de se stabiliser dans un « moi » brillant, solidement ancré sur de puissantes racines (Apollon).

Artémis naquit la première puis elle aida sa mère à accoucher de son frère. La sensibilité et les rêves accompagnent la naissance du « moi solaire ». Dans la géographique du corps humain, le royaume sauvage et boisé d'Artémis s'identifie à l'espace pulmonaire avec ses « arbres » respirant ; Apollon est le cœur, le siège de la mémoire, de l'intelligence et des sentiments. Apollon et Artémis sont jumeaux et de sexes contraires, comme le Soleil et la Lune, comme la pulsation cardiaque masculine et les poumons féminins.

Un nouveau dieu naît dans l'univers intérieur lorsque la conscience n'est plus flottante. Elle se stabilise, prête à affronter les plus grandes tempêtes. Le dieu né au septième mois, sur les quatre piliers d'une île instable, a pour mission de stabiliser la conscience dans ses sept modes d'existence : physique, énergétique, sensible, intelligible, intuitive, compassionnelle et *in fine* dans la Vie elle-même. Comment s'y prit-il ?

Apollon obtint d'abord le don de divination du dieu Pan. Puis il tua le Python, s'empara de l'oracle de Delphes et mit les pythonisses à son service. Après avoir contacté l'intelligence du vivant (Pan/le pancréas), le dieu apprit à canaliser la force vitale du serpent et se libéra de toutes ses identifications à la grande déesse, à la mère, au féminin matriciel, au monde du ventre alimenté par le feu du « chaudron » pelvien. Les pythonisses possèdent la parole oraculaire qui prédit l'avenir et qui guérit. C'est une parole de vérité qui soigne les maux en pulvérisant les mensonges de l'ego. Elle surgit lorsque la conscience humaine se pose dans le cœur.
Puis le dieu s'installa dans son temple à Delphes. Sur le fronton de la bâtisse, il écrivit en lettres inoubliables le célèbre « Connais-toi toi-même ». En d'autres termes : Sonde ton cœur,

découvre qui tu es vraiment. Comment, en effet, ainsi que le soulignait déjà Platon dans l'*Alcibiade*, des hommes peuvent-ils prétendre en gouverner d'autres s'ils ne se connaissent pas eux-mêmes ?

Vaste programme ! Le mythe propose de débuter le grand voyage de la connaissance de soi à partir de l'expérience du cœur, et non dans une optique de compréhension intellectuelle, comme cela est parfois le cas aujourd'hui. Seule l'ouverture du cœur, ce mélange de sensibilité, d'infinie patience, d'intelligence intuitive, de courage et de confiance en ses valeurs essentielles rend aisé le regard tourné vers la cime comme vers l'abîme. Tout être humain est une île de Délos, un point de lumière brillant, parfois flottant. Sous ses pieds, les sombres profondeurs de l'angoisse ; au-dessus de sa tête, les promesses métaphysiques des étoiles. La pulsation cardiaque relie sans cesse la voûte crânienne avec la voûte plantaire en un rythme sans brisure. La libre circulation des énergies psychiques, symbolisée par le système des *vaisseaux* sanguins, a pour centre d'intégration le système cardio-pulmonaire. Seule une conscience posée dans la poitrine est capable de recevoir et d'incorporer dans le corps l'expérience intime de l'Obscur et la puissance des archétypes, des « Étoiles ».

Apollon apprit ensuite à jouer de la lyre à sept cordes. Par ce simple geste, il mit en résonance la cime avec l'abîme, soit les sept « plans » de conscience qui constituent l'ensemble de la nature humaine : physique, vitale, émotionnelle, mentale, intuitive, compassionnelle et la volonté de métamorphose. En résonnant avec tous ces mondes, le sujet incorpore toujours plus « d'abîme » et de « cime ». Les aventures du dieu de la lumière sont autant d'étapes qui marquent la progression du grand œuvre d'élargissement de la conscience. Apollon gratte donc une lyre à sept cordes. Quoi de plus extraordinaire que la musique et le chant pour réunifier les différentes parties de soi en suscitant l'éveil des « qualités » laissées en déshérence ? Les flûtistes, comme Pan et Marsyas, se laissaient traverser par le souffle, le *pneuma*, l'Esprit. Ils s'oubliaient et devinrent de purs « canaux » pour les voies de l'inspiration (Marsyas) et de l'affirmation vitale de la grande nature féminine foisonnante (Pan).

Mais, affirme Apollon, s'ouvrir au souffle des « dieux » ne suffit pas ! Il faut encore stabiliser ces informations dans un corps et un cœur, construire un espace intérieur qui soit aussi une caisse de résonance afin de les ancrer et de les harmoniser ! Bref ! Bâtir un temple dans le cœur de l'homme. Telle est la fonction symbolique de la lyre aux sept cordes dont joue si admirablement la divinité solaire. La lyre, créée à partir d'une carapace de tortue et des boyaux de bœuf, évoque les valeurs du ventre. Apollon les élève au rang des ventricules, cette partie de l'organe cardiaque que nous avons déjà identifiée au temple du dieu. L'échec de Marsyas, lors du concours de virtuosité qu'il entreprit contre Apollon, eut une conséquence dramatique. Le satyre fut en effet écorché vif. Marsyas souffre de son manque. Incapable de créer un espace intérieur où résonnent librement les forces de tous les mondes, où se côtoient les sept plans de conscience, il devint hypersensible. C'est un écorché vif, « brûlé » par les énergies spirituelles qui le traversèrent. Incapable de les intégrer dans son corps et dans sa psyché, il s'aventura trop loin dans des expériences métaphysiques comme dans le réveil des puissances des abîmes. Ne joue pas avec le souffle de l'Esprit qui veut ! Comme la flûte, Marsyas devint ce qui le traversait. Il omit de créer un espace intérieur pour la résonnance du souffle. Alors il écorcha son moi-peau. Il devint hypersensible et angoissé.

L'intelligence du cœur est empathique. Elle résonne comme les cordes de la lyre, tire des antennes en tous sens pour comprendre la nature de l'autre, de l'environnement et du monde. Elle accueille la distance tout en maintenant le contact. Pour ne point se dissoudre dans l'empathie, l'homme doit créer un espace intérieur stable et bien ancré, où l'archétype qu'il reçoit va se différencier, s'assouplir, se diluer et apprivoiser sa nature indomptée. Celui qui s'économiserait le temps du recul ressemblerait à une flûte, soumis aux vents du destin et aux souffles des dieux. Il courrait le risque de devenir un écorché vif, à l'image de Nietzsche dont le corps souffrit tant. Mû par un archétype, par une « inspiration divine », il oublierait tout recul. Ignorant, ou voulant ignorer, que les forces signifiantes du monde du sens sont autant constituées d'ombres que de lumières.

Apollon est donc le dieu du juste milieu qui propose d'éviter deux écueils : celui où s'échoue l'exalté habité par une « vérité » qu'il ne questionne jamais et celui où s'enferme l'intellectuel « lucide », qui pense froidement la réalité sans empathie. Le fanatique, qu'il soit religieux, laïc, économiste ou politique, a omis de poser sa conscience dans l'espace de son cœur. Les intégristes affectifs, le plus souvent religieux, sont les otages de leurs boyaux du bas, les tripes ; les intégristes intellectuels sont prisonniers du boyau du haut, le cerveau. Entre les deux, le cœur reste en déshérence, inhabité. Diastole, systole, contraction, expansion… le juste rythme entre le sujet et le monde s'élabore grâce à la résonance et à l'empathie cardiaque. La contraction figée dans la froideur d'un retrait et l'expansion projetée sur le monde ressembleraient à un cœur sans rythme, arrêté sur une diastole ou sur une systole, immobilisé dans un « constat » d'objectivité déshumanisant ou, au contraire, manipulé par une croyance prosélyte qui nie l'humanité de l'autre.

En dépit de ses qualités, le dieu de la lumière a peu de succès auprès des déesses. Le nombre de ses admiratrices n'engage en rien l'épanouissement de ses amours. Une longue bataille intérieure se profile pour la réalisation d'un cœur capable de se lier inconditionnellement aux autres. Car les qualités du cœur ne sont pas acquises, elles ne sont pas données à l'homme. Il doit, comme le dieu, construire son temple du « connais-toi toi-même ». Ce sont les clefs de cette quête que nous livrent les idylles d'Apollon avec des personnages qui se métamorphosèrent en arbres pour échapper à la passion du dieu. Il ne put les saisir, car la possessivité est contraire aux valeurs d'un organe qui veille au mouvement incessant du sang.

Le « connais-toi toi-même » et la « conscience de vérité » sont nécessaires mais insuffisants pour réaliser les promesses du cœur. Sans l'autre grande divinité du panthéon grec, l'organe serait incomplet. Dionysos offre périodiquement à la conscience solaire, si lucide et si claire, le devoir de se dissoudre dans l'expérience de la communion participative. Apollon stabilise le « moi » ou le « Soi », selon qu'il s'agisse de l'involution ou de l'évolution ; Dionysos lui offre son contraire : la labilité, la dissolution, l'oubli de soi, l'ivresse sacrée.

Dionysos le Terrible

Nous avons déjà évoqué les multiples apparitions du dieu du vin dans la géographie corporelle. Embryonnaire dans les chevilles, un terme qui se traduit par « vrille de la vigne », Dionysos naquit dans la cuisse de Zeus et poussa ses premiers fruits au creux de l'*acetabulum*, le « vase à vinaigre » qui dessine la jonction du fémur avec la hanche. Puis le dieu réapparut dans l'organe qui gère l'ivresse, le foie[91]. Néanmoins, son véritable temple est le cœur. Notre manière moderne de styliser l'organe cardiaque remonte à la plus haute antiquité : il s'agit d'une vénérable illustration datant de la préhistoire, celle de la feuille du jeune lierre grimpant, le symbole le plus emblématique de Dionysos.

---

[91] Volume 2 de cette série.

Les trois grandes représentations végétales du dieu sont le figuier, la vigne et le lierre[92]. Celles-ci se réfèrent à trois organes : le figuier évoque le foie par l'étymologie de *ficus,* qui désigne à la fois la figue et le foie ; les fruits pressés de la vigne métaphorisent le sang, une image très explicite dans le mystère de la transsubstantiation chrétienne, où le vin devint le sang du Christ ; la feuille du lierre symbolise depuis toujours l'organe cardiaque. Ses fruits forment des grappes qui rappellent, en miniature, celles de la vigne. Dionysos appartient donc au symbolisme du foie, du système circulatoire et du cœur. Le dieu de la communion et du ravissement sauvage rappelle à l'homme apollinien, fier de sa lucidité et de ses réussites, que le monde est en vérité sans barrières et qu'il participe, même malgré lui, à une extase collective.

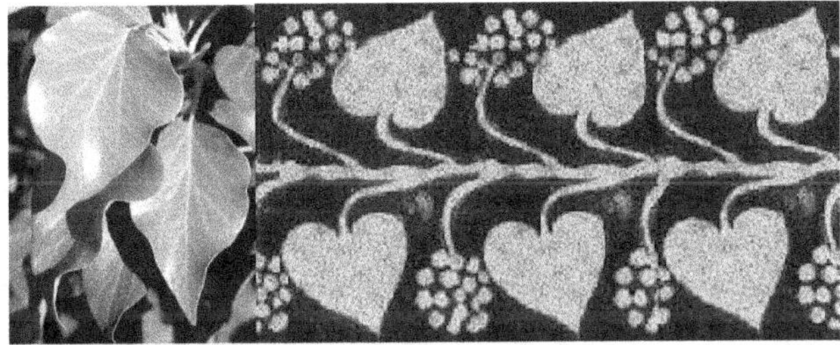

Le jeune lierre grimpant et le lierre attribué à Dionysos arborent tous les deux une forme de cœur.

Ce que nous écrivions à propos du foie vaut aussi pour le cœur, mais à présent dans l'impersonnalité et l'ouverture à l'Immense proposées par l'organe du rythme, loin du monde tribal qu'exploraient les viscères abdominaux :

> « Le dieu du vin sait remarquablement gérer l'ivresse. Le rouge breuvage assouplit le contrôle de la conscience ordinaire, il ouvre le « moi » aux perceptions surgies des mondes invisibles. À présent, il déploie sa divinité dans le viscère de l'ivresse. Les raisins, enfin, sont mûrs ! Mais de quelle ivresse s'agit-il ? Celle de Dionysos est avant tout contagieuse. Quand les hommes étaient ivres, dans un état d'exaltation mystique ou en train de jouer la comédie, on les

---

[92] Ch. Daremberg et E. Saglio, *Dictionnaire des Antiquités grecques et romaines* (1877). Article « Bacchus ».

disait parvenus au royaume de Dionysos, le dieu de l'inspiration et de l'extase. Dans *Les Bacchantes* d'Euripide, le chœur entonne un hymne à Dionysos et évoque le plus grand don que le dieu fit aux humains : « le bonheur suprême de la bacchanale » qui les conduit « à mettre leurs âmes en commun ». Maria Daraki remarque que la bacchanale est l'expression « exaspérée » du sentiment d'appartenance sociale. L'expérience psychologique du dyonysisme est essentiellement collective et contagieuse. Les autres approches religieuses peuvent être reproduites en solitaire, mais cette fête exige une psychologie collective qui, le temps de quelques jours, renverse les normes collectives. Pour une conscience centrée sur le foie, la transgression dionysiaque équilibre et adoucit les rêves de transgression prométhéenne. Prométhée est un individualiste qui fait du social et veut le bonheur du « peuple », Dionysos s'immerge corps et âme dans l'expérience de l'extase afin que s'effacent toutes les barrières élaborées autour des différences. L'Athènes du siècle de Périclès, celle qui inventa la démocratie et la géométrie, celle qui éleva au plus haut point les lumières de la Raison, conduisit aussi Dionysos à son plus grand épanouissement afin de compenser les excès de la lucidité. Les Grecs honoraient un dieu qui avait pour fonction de remettre en cause leurs certitudes, et ils l'ont installé au centre de leur système religieux ! Du coup, il existe dans les cités une série de rituels réfractaires aux normes dominantes olympiennes et civiques : ils sont tous rigoureusement secrets et quasi exclusivement féminins[93].

Le foie est l'organe de l'extase, celui qui parle d'une relation fusionnelle choisie avec la Grande Mère et, sur le plan psychologique, avec le collectif. Son énergie, métaphorisée par l'extraordinaire capacité de renouvellement de ses cellules hépatiques, est mise au service d'un dépassement des limites d'un « moi », soudain ravi et saisi par un dieu. Ces mystères ont leur source, non en l'homme, mais dans le projet du démiurge. « Il faut que, malgré elle, cette cité comprenne combien lui manquent mes danses et mes mystères » aimait à répéter Dionysos par la voix d'Euripide.

Seul le « deux fois né » sait à quel point le paradis des sens est proche du paradis de Dieu : même extase, même sensualité, même joie, même communion, même ouverture à l'indicible. Ces attitudes d'abandon ouvrent le « moi » à quelque chose de plus grand que lui, l'invitant à explorer des continents inconnus. Il rappelle que « secret » et « sacré » relèvent du même mouvement de l'être. Dans le Cantique des cantiques, le jeune homme rencontre sa bien-aimée en un lieu où « le figuier embaume ses fruits, et les vignes en fleur exhalent leur parfum ». L'épanouissement du foie symbolique évoque un état paradisiaque où la communion d'amour est accomplie. »

---

[93] Maria Daraki, *Dionysos et la déesse Terre*, éditions Flammarion.

Dans le cœur, « le paradis d'amour avec les siens », dans le partage de valeurs communautaires, s'estompe au profit d'une extase dans le paradis de Dieu. Le foie, nous l'avons suggéré par d'autres chemins, représente « le cœur des viscères ». La grande différence entre les extases cardiaques et hépatiques se situe dans la maîtrise du Python par Apollon. Elle tient dans une conscience libérée de la dépendance à la mère et au matriarcat, afin de communier librement avec le monde du Mystère. Cela devient possible lorsque l'homme se dégage de sa peur viscérale de mourir.

La synthèse mise en œuvre dans le cœur réunit Apollon le Lucide avec Dionysos le Terrible, la lumière de l'objectivité avec le sang des instincts, la conscience pure avec la vie débordante, la couronne de laurier qui élit et le lierre qui relie. Le cœur réunit en une seule image biologique les deux symboles de la victoire : la couronne de laurier apollinienne et la coupe du soma appartenant à Dionysos. L'organe, qui est alimenté par la couronne des coronaires, est aussi une coupe qui reçoit le sang de l'organisme. Il se vide et se remplit au rythme des pulsations cardiaques. Le cœur réunit, sans les confondre, les deux grands protagonistes du Parchemin Magnifique, dont les aventures formèrent jusqu'ici la trame de notre récit : la conscience et l'énergie, la lucidité apollinienne et la labilité du moi propre au chaman et à son dieu : Dionysos. La main sera l'espace symbolique où les fruits de cet incroyable mariage des contraires se manifesteront dans le monde.

Le cœur fixe la lumière puis la distribue dans le corps par l'intermédiaire du sang. Il accueille le dioxygène et stabilise cette molécule sur l'hème, dans l'amour, pour la distribuer ensuite au monde cellulaire *via* des vaisseaux sans gain qui naviguent librement au gré du Flux. Merveilleuse synthèse biologique entre les valeurs du dieu de la lumière et celles de la divinité de l'ivresse !

Une autre manière de formuler cela consiste à observer que le cœur associe le 7 *et* le 8, les nombres respectivement attribués à Apollon et à Dionysos. Ces divinités naquirent respectivement au septième et huitième mois de grossesse de leur mère. Le 7, illustré par le *septum interventriculaire,* rappelle que pour digérer (les ventricules) une information, il est utile de la considérer sur sept niveaux de réalité. Le 8 du rythme cardiaque et de la grande respiration pulmonaire recycle ce savoir dans l'incessant mouvement du vivant. Rappelons ici que le mot « sang » dérive du latin *sanguis,* qui désigne la « force vitale ». Par ailleurs, nous avons noté que l'organe de la circulation associe physiquement les deux symboles de la victoire : la couronne apollinienne et la coupe dionysiaque. Quant à la langue des oiseaux, elle évoque « l'or y est » pour le « laurier » et « relier » pour l'anagramme du « lierre ». Conscience de soi et ivresse des instincts, lucidité qui éclaire l'écume des choses et labilité d'un « moi » ouvert sur l'Immense sont les deux mouvements contraires et indissociables du cœur. Un homme conscient mais sans ivresse ressemblerait à un îlien solitaire au milieu des flots, une personne ivre mais sans conscience se rapprocherait du fêtard, voire du toxicomane. Le cercle solaire, dessiné par la couronne de laurier, et la feuille du jeune lierre grimpant qui devint le symbole du cœur participent ensemble au bon fonctionnement de l'organe symbolique. Les citoyens d'Athènes avaient déjà compris cela au VIe siècle avant notre ère.

Non seulement le cœur propose de vivre le paradoxe de la reconnaissance de sa différence dans l'unité, ce que le mythe met en scène avec les jumeaux divins, l'un mâle et l'autre femelle, mais il réunit encore des dieux contraires : le lucide Apollon qui « tue » le Python, ce symbole matriarcal, et Dionysos le chaman qui se laisse porter, voire emporter, par les forces du monde magique où règne la grande déesse, entourée d'amicaux serpents.

Revenons un instant vers le symbolisme de la coupe, ce symbole d'ivresse qui joua quelques tours à Apollon.

Le corbeau et la corneille

Ce jour-là, un banquet réunit les dieux de l'Olympe. Apollon, l'instigateur de la réunion, vit que ses compagnons avaient soif. Il envoya aussitôt son corbeau chercher de l'eau dans une coupe. Mais l'oiseau paressa devant un figuier et attendit que ses fruits mûrissent. Il les dégusta sur le chemin du retour et ne ramena dans la coupe qu'un gros serpent. Pour le punir, Apollon transforma son coursier en constellation, en compagnie de la Coupe et du Serpent, qui devinrent également des groupes d'étoiles.

Comment lire cette scène étrange ? S'attarder sur les valeurs tribales et familiales du foie ne désaltère pas la sécheresse apollinienne. Il existe un moment, dans l'existence, où la lucidité et le sens de sa différence génèrent une douloureuse sécheresse des sentiments. Les dieux réunis par Apollon ont soif, mais nul « communautarisme » hépatique ne peut les désaltérer ! La conscience humaine qui a appris à servir le Soleil se sépare du monde des hommes ordinaires. Mais la tentation est encore grande d'aller puiser de l'eau dans les valeurs du foie, cet organe qui préside à la fête, à la convivialité, à la sécurité et à la joie d'être ensemble.

Le cœur, en tant que coupe dionysiaque réceptacle du sang, va devoir franchir deux étapes délicates. D'abord la sécheresse des sentiments, tant qu'il ne s'est pas libéré du moi nombriliste. Car la tentation est grande de rechercher un peu de chaleur humaine dans le fonctionnement du foie symbolique.

Inversement, l'épreuve de la séduction guette celui qui a installé le serpent vital dans son cœur. Dionysos « suscite la fureur des femmes », comme le dit si précisément le mythe. Le temps d'une ascèse est venu jusqu'à ce que l'énergie sexuelle se stabilise dans le cœur. Sinon l'homme déjà avancé sur le chemin de la réalisation de Dieu risque de devenir un séducteur pour le sexe opposé en imitant le comportement de Dionysos :

> « Dionysos est en effet par excellence le dieu *gunaimanês*, qui a la fureur des femmes, et aussi qui inspire la fureur orgiastique aux femmes, par lesquelles ses fêtes nocturnes de la Béotie et de la Phocide étaient célébrées, à l'exclusion des hommes. Sous ce dernier aspect, il est *Orsigunaix*, celui qui excite les femmes ; sous le premier, il est *Choiropsalês* ; nous parlerons plus loin de Dionysos comme dieu phallique[94]. »

Celui ou celle qui a rempli la coupe de son cœur en y déversant la puissance vitale du serpent du désir entre en résonance avec les désirs de tous. Mais il devrait aussi se souvenir que la guérison ne passe pas par l'orgie, car Asclépios est un fils d'Apollon. C'est le fruit de la clarté et non celui des mélanges. Dans le cas contraire, la feuille de lierre qui dessine si joliment un cœur se renverserait en une autre image, celle d'un cul.

 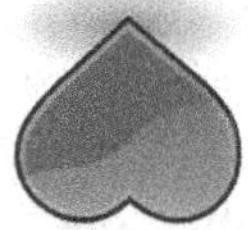

Quel est le fruit du cœur ? Et comment féconder l'organe ? Une autre histoire répond à cette question, celle qui raconte la naissance d'Asclépios, le dieu de la médecine. L'énergie sexuelle est une puissance qui guérit lorsqu'elle se pose dans la coupe du cœur.

Coronis vivait sur les bords du lac Boébé, où elle avait coutume de se laver les pieds. Apollon devint l'amant de la jeune fille. Lorsque son travail de prophète lui imposait de se rendre au temple de Delphes, il confiait Coronis à la garde d'un corbeau blanc. Mais l'adolescente, pourtant enceinte du dieu, partagea la couche d'un homme nommé *Ischys*, un terme qui se traduit par « force physique ». L'immaculé volatile s'apprêta à faire son

154

devoir en dénonçant la jeune fille auprès de son maître. Mais Apollon avait déjà compris la tromperie grâce à son don de divination et il maudit son corbeau pour ne pas avoir crevé les yeux de la fautive ! À la suite de cette malédiction, l'oiseau devint tout noir, ainsi que ses descendants. Non content de cette vengeance, le dieu du cœur demanda à sa sœur jumelle Artémis de tirer toutes les flèches de son carquois sur la pauvre Coronis. Ce que la déesse fit immédiatement. Apollon se décida enfin à retirer son bébé du corps inerte de la jeune fille. C'est ainsi qu'Asclépios, le futur dieu de la médecine, vint au monde.

Coronis se traduit par « corneille ». Elle porte presque le nom de l'oiseau qui était supposé lui crever les yeux et lui faire perdre la lumière. Par ailleurs, la corneille se tient habituellement près de la Pythie lorsqu'Apollon œuvre dans son sanctuaire de Delphes, tout occupé à ses prophéties. Étrange histoire où les personnages s'entremêlent dans une dialectique de la lumière et de la noirceur ! Rappelons que *Coronis* dérive de la même racine indo-européenne que cœur (*Kor*) et que le latin *corona* désigne une « couronne ». La couronne du cœur, les coronaires, appartient-elle à Apollon ou à Dionysos ? Les deux déités en posent une sur leur tête. Tissée de laurier pour le dieu solaire et formée par des sarments de vigne pour le maître de l'ivresse. Par ailleurs, le corbeau appartient au symbolisme de Dionysos et la corneille à Apollon, mais ces deux volatiles sont morphologiquement si proches ! Essayons d'y voir clair.

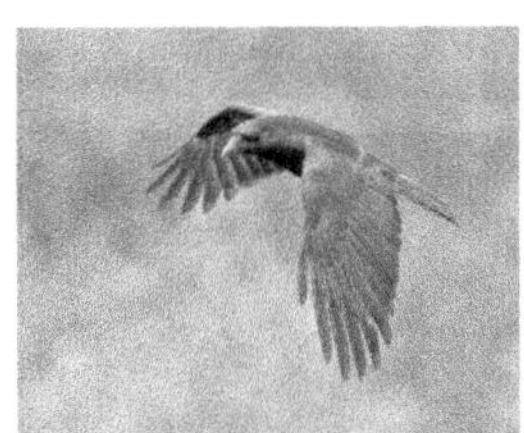

Corbeau en vol[95]

---

[94] Daremberg et Saglio, *Bacchus* (1877)
[95] Source : Wikimedia
https://commons.wikimedia.org/wiki/Corvus_(genus)#/media/File:Crow_in_F light_-Delaware-8.jpg

Les pieds comme source de l'éros, le serpent de l'énergie vitale
et la relation sexuelle de Coronis avec Ischys, réputé pour sa
force physique, placent la scène dans l'univers de l'énergie
plutôt que dans celui de la conscience apollinienne. Ajoutons à
cela que Delphes est une ville « utérus » par le latin *delphis*[96].
Le corbeau change de couleur en passant du blanc au noir, de la
pureté vers la faute. Son infraction ? Avoir omis de priver de
lumière les yeux de Coronis.

Coronis-corneille trompe le dieu. Son gardien, le corbeau, est
puni pour ne pas avoir agi à temps en obscurcissant les yeux de
la jeune fille. Nous sommes dans le registre des conséquences
ambiguës d'une information non dite. Un « corbeau » est un
personnage qui dénonce une « vérité » qu'il a vue en
choisissant de rester dans l'ombre de l'anonymat. Toute
prophétie est-elle bonne à dire ? Le corbeau blanc voit la scène,
le corbeau noir prend sur lui l'obscurcissement de la lumière
qu'il n'a pas infligé à la Corneille. S'il avait crevé les yeux de
Coronis, il aurait mutilé l'organe qui reçoit la lumière et plongé
la jeune fille dans l'obscurité. Pour ne pas l'avoir fait, il perdra
sa blancheur. L'ombre née de la tromperie doit être portée par
quelqu'un. Guérison, vérité et omission sont intimement liées
dans ce récit qui verra la naissance d'Asclépios.

La flèche qui tue Coronis est le dard de lumière qui ouvre la
porte cardiaque vers le monde de l'unité, vers un monde de
vérité qui ne souffre aucune trahison. Nous verrons que les
pathologies du cœur s'enracinent dans le mensonge. La parole
oraculaire du cœur est conscience de vérité, les demi-vérités
l'enferment dans la nuit.

Asclépios, le futur dieu de la médecine ! Sa naissance nous
conte à sa manière si symbolique les conditions de la guérison :

---

[96] « Delphes » se traduit également par « dauphin », un autre animal
emblématique de Dionysos, déjà rencontré en explorant l'arbre pulmonaire.

renouer avec le désir essentiel qui sommeille dans les pieds pour choisir une direction à nos pas. C'est pourquoi Coronis lave et relave ses pieds ! Éviter que cette énergie vitale ne se dissipe dans le *delphis*. La jeune fille qui trompe son amant solaire (cardiaque) se trompe d'amour et préfère l'extase sexuelle à la communion, dans son cœur, avec un dieu. Le Corbeau devint « noir », car la Corneille préféra l'homme au dieu, la vie ordinaire à la vie divine, le mensonge du « moi » à la vérité du Soi. C'est bien sûr un processus normal dans l'involution. Dans l'évolution, la rencontre avec la corneille, la reconnaissance des refus de voir sa propre lumière, puis l'orientation du désir vers une conscience de vérité porteuse d'une parole aussi directe qu'une flèche remettra l'homme en contact avec son dieu intérieur et sa vision prophétique. À cette étape, la langue de bois et le bavardage ne sont plus de mise, car ils obscurcissent le cœur. Voici les conditions de la guérison, car Asclépios le guérisseur naquit de cette étonnante histoire.

Le logo de l'Ordre des médecins et des pharmaciens décrit exactement ce qu'est un processus de guérison. Il stylise un serpent qui s'enroule autour d'un l'axe vertical et plonge son regard au-dessus d'une coupe.

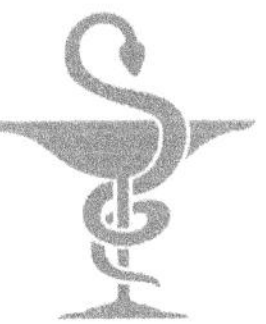

Le symbole de la pharmacie avec le serpent et la coupe
La victoire (coupe) de l'énergie de vie (serpent)[97]

L'énergie vitale de la personne qui souhaite retrouver le guérir est appelée à monter le long de sa colonne vertébrale pour se déverser dans la coupe de son cœur. La coupe, nous le savons, représente la victoire de l'énergie, alors que la couronne signe l'élargissement de la conscience. Que nous dit ce merveilleux

---

[97] Source de l'image ; http://egov.kz/cms/ru

symbole si ce n'est que celui qui guérit transfère son désir pour les aventures personnelles (membres inférieurs), la reproduction et la production égocentrées (le bassin puis les viscères) et remplit son cœur d'un nouveau courage ? Apollon sans l'ivresse de Dionysos n'est rien. La pure conscience reconnecte l'homme à l'Immense et aux liens de concorde qui relient chaque existant. Elle s'ouvre alors à la joie terrible et imprévisible du dieu du vin, du sang et des sacrifices. *Le cœur est une coupe de vie surmontée d'une couronne de lumière*. Il est couronné par la conscience lucide symbolisée par les coronaires *et* désaltéré rythmiquement par les va-et-vient du breuvage vital, dont le sang est la métaphore biologique. Bien que d'origine grecque, Dionysos est très proche d'une divinité indienne dont nous reparlerons à propos des cinq sens : le dieu Soma[98].

La grande victoire du cœur ne se limite pas à l'amour en tant que matrice du faire. Le cœur a pour mission de devenir *translucide*. Contacter la « vérité du cœur » suppose la lucidité apollinienne et la transe dionysiaque, l'accueillir pleinement et boire à sa coupe impose à l'homme d'imiter Dionysos en communiant, dans une précieuse ivresse, avec les consciences et les énergies qui zèbrent les autres mondes. C'est cela un cœur transe-lucide. Parce que l'homme a construit un temple, sa poitrine est devenue vaste comme le monde, c'est un espace vide où résonnent des ivresses intenses et jamais débordantes, il guérit les maux et acquiert une « éternelle jeunesse ».

Au lieu de séparer Apollon et Dionysos en les notant sur leurs antagonismes, les Grecs finirent par les réunir :

« Il y avait ainsi une grande analogie de conception, par tout ce côté

---

[98] Ch. Daremberg et E. Saglio, *Dictionnaire des Antiquités grecques et romaines* (1877), article « Bacchus ». Les auteurs proposent deux plantes qui pourraient composer le breuvage d'immortalité : *Asclépias acida* ou *Sarcostemma viminalis*. Nous reparlerons de Soma dans le volume consacré aux cinq sens.

de leur figure, entre Dionysos et Apollon, dont les deux cultes semblent avoir été d'abord en antagonisme dans beaucoup de parties de la Grèce. Nous avons montré plus haut comment leur association s'était ensuite opérée à Delphes et à Délos. Elle finit par être générale en Grèce comme dans les sacrifices publics institués à Thèbes par Epaminondas à Olympie, à Elis, à Égine, à Chios. Dans l'Attique, à Phlya, l'on adorait un Apollon *Dionysodotos*. Sur un admirable vase d'Agrigente, on voit d'un côté Dionysos entouré des Heures et des Ménades, assis dans la grotte sacrée de Naxos ; de l'autre, Apollon sous le palmier de Délos avec Artémis et Latone. Les deux dieux arrivèrent même à se confondre complètement.

Aussi remarque-t-on entre eux un échange très fréquent d'épithètes et d'attributs : Apollon devient *Kisseus, Bakchios, Kômaios, Lênaios*, comme Dionysos, *Paian*. Les hymnes homériques donnent le laurier au dieu du vin ; mais, par contre, quelques auteurs ornent de lierre Apollon et les Muses[99]. »

Les coronaires ceignent donc le cœur comme une couronne. Elles symbolisent la victoire de l'intelligence du cœur *et* la guérison née d'une vitalité renouvelée. La couronne est aussi souvent tissée de laurier que de lierre. La conscience-énergie stabilisée dans le cœur remporte enfin la grande bataille contre la barbarie de l'homme (*cf.* infra « Le laurier »). Mais elle a aussi besoin d'une « barbarie » ritualisée où la vie des sens se libère des contraintes de la civilisation. Sans cela, la guerre prévaut et des puissances déchaînées se détruisent mutuellement. La couronne de laurier est conscience de la barbarie sanguinaire, la couronne de lierre est conscience de l'ivresse des instincts qui aspirent à l'oubli du « moi »[100]. Un cœur humain qui n'aurait pas tissé ces deux ornements pourrait sombrer à tout moment dans une violence dévastatrice.

Pour mener ces combats cardiaques, il faut un corbeau et une corneille, car nous sommes toujours et encore dans l'espace thoracique des dieux forts. La façon de penser, car ce sont des oiseaux qui volent dans l'Air, sera d'une grande importance. Dans la mythologie germanique, deux corbeaux

---

[99] Daremberg et Saglio, « Bacchus » (1877).

accompagnaient Odin : « la pensée » et « le souvenir ». Ils l'informaient de tous les événements qui se produisaient sur la Terre. Les tablettes d'argile phéniciennes donnaient au corbeau le nom de « fils du chaos ». Les alchimistes parlaient de lui comme de l'œuvre au noir…

Le combat du corbeau sera de retrouver ses plumes blanches afin de redevenir le messager d'Apollon, le dieu de la vérité.

Nietzsche fut l'immense révélateur moderne de ces deux grands pouvoirs apollinien et dionysiaque, puis de leur nécessaire conjonction. Il en fit l'analyse dans l'un de ses premiers ouvrages, *La naissance de la tragédie*, et les expérimenta jusqu'au vertige tout au long de son existence.

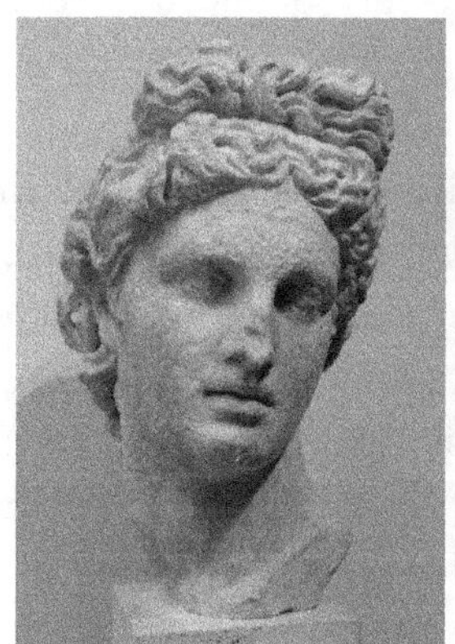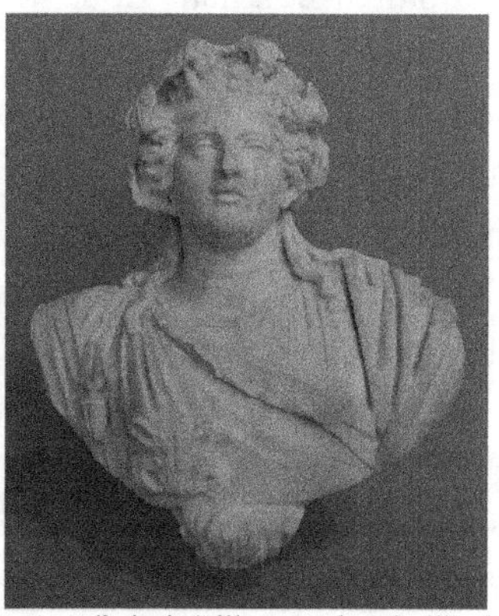

Marbres d'Apollon (à gauche) et de Dionysos (à droite) illustrant les similitudes qui unissent ces divinités si contraires (IIe siècle av. J-C.)[101]

---

[100] Il faut le lire littéralement : la couronne représente le cercle solaire (Apollon), la plante les qualités dionysiaques dont cette lucidité sera imprégnée.

[101] Sources des images :
https://commons.wikimedia.org/wiki/Category:Sculptures_of_Apollo#/media/ File:Medelhavsmus_(33).JPG et
https://commons.wikimedia.org/wiki/Category:Sculptures_of_Dionysos#/med ia/File:Marble_bust_of_Dionysus.jpg

Le dialogue cardio-pulmonaire et le mythe

Lorsqu'Apollon « tue » le serpent Python, il transforme l'intelligence instinctive du vivant en parole oraculaire. Il se libère en même temps du matriarcat et affirme la nécessité du processus d'individuation.

Dans le ciel, Hercule pose un pied sur la longue file d'étoiles qui dessine la constellation du Serpentaire (Ophiuchus), le fameux serpent qui nageait dans la coupe demandée par Apollon pour désaltérer les dieux.

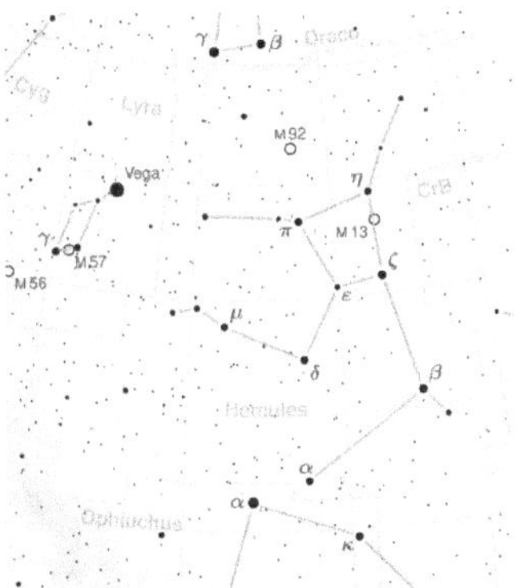

Hercule tend sa main gauche vers la lyre (Véga, l'étoile principale de la constellation) et pose son pied droit sur le serpent (Ophiuchus) qui représente le dieu de la médecine, Asclépios. Sa position relie les valeurs apolliniennes (la lyre) et dionysiaques (le serpent)[102].

Sur le plan psychologique, « relier la lyre au serpent » signifie que la personnalité assume courageusement sa démarche évolutive en créant un espace intérieur de lucidité et de résonance où elle pourra se libérer de sa dépendance au féminin matriciel représenté par l'univers du serpent et de la grande déesse. C'est pourquoi Apollon, le tueur du Python, assuma, dans une autre histoire trop longue à raconter ici, la complicité d'un matricide. En « tuant la mère », il fit taire en lui les valeurs du ventre et les éleva jusqu'au cœur. C'est seulement après ce « crime » qu'il pourra rencontrer et apprivoiser, difficilement il

---

[102] Source : Wikipedia, Torsten Bronger. (https://en.wikipedia.org/wiki/User:Bronger)

est vrai, d'autres figures du féminin : celles qui se métamorphoseront en arbre à son approche. Le nouveau combat de l'homme de cœur consiste à *aimer sans être sentimental*. Le dieu de la lucidité quitte l'espace fusionnel du paradis matriciel, toujours soupçonné de céder à la tentation de la toute-puissance, pour pénétrer dans la grande forêt sauvage où vit librement sa sœur jumelle, Artémis la Lune.

L'arbre est de nature féminine :

> « L'arbre est **d'essence féminine**. Innombrables sont les rêves dans lesquels la femme s'identifie à l'arbre et même devient un arbre qui s'enracine et déploie son feuillage. Une psychologie féminine, devant une image d'arbre, se sent tout de suite participant au flux de la sève. Devant une fleur ou un arbre la rêveuse éprouve immédiatement le désir de se laisser glisser dans la tige ou dans le tronc, de descendre dans les racines, de se charger de la substance puisée dans l'humus et de remonter, pleine de vie, jusqu'à renaître d'une corolle. La femme et l'arbre ont en commun l'acte sacré qui assure depuis le fond des temps la chaîne de la vie : l'acte de porter fruit. Une femme qui rêve d'arbre ne connaît plus la solitude. C'est dire aussi que si l'arbre est femme, vie, genèse, il est *mère*. Quand la rêveuse s'identifie à l'arbre, le rêveur, lui, projette sur le végétal soit l'image de la mère, soit la puissance mystérieuse de son *anima*[103]. »

Le cœur *animus* et les poumons *anima* ! Apollon et Artémis, les dieux *jumeaux* de l'Olympe, nés de Létô.

Dans les mythes comme dans la forêt, c'est l'arbre-femme qui porte des fruits et les mène à maturité. C'est seulement ensuite que le héros *animus* pourra les cueillir sans se les approprier : Hercule restituera en effet les pommes d'or au jardin des Hespérides après les avoir reçues des filles d'Atlas à l'occasion de l'un de ses derniers Travaux. Et Adam fut chassé du paradis pour avoir saisi le fruit.

Si *la grande déesse* conserve la force du serpent dans son petit bassin, si elle veille sur les énergies chtoniennes qui dorment

---

[103] Georges Romey, *Encyclopédie de la symbolique des rêves,* éditions Quintessence.

dans son ventre et attend l'heure de la grande ivresse, l'*anima* joue un tout autre rôle. Comme l'arbre, l'*anima* de la femme invite l'homme à développer une *relation vivante* entre le Ciel et la Terre, en égale proportion entre le bas et le haut, entre la cime et l'abîme. La femme-arbre connaît dans sa chair l'échelle de la vie qui part des racines et s'élève jusqu'à l'apex du bourgeon terminal. Encore que « l'échelle » soit une image bien masculine ! Car il n'existe en vérité pas de « plans » de conscience ni de barreaux désignant une imaginaire hiérarchie. Spiritualité et instincts – et tous les autres « niveaux de la réalité » si soigneusement encadrés par Apollon et sa lyre – se fluidifient dans un seul organisme vivant : l'univers entier. Le 7, si masculin dans sa graphie angulaire, s'efface devant le mystère des rondeurs du 8 et l'infini qu'il évoque. Le vivant ressemble au 8. L'arbre se nourrit de lumière grâce à la chlorophylle du feuillage et puise les minéraux dans le sol profond, il marie sans cesse la « spiritualité » avec les « instincts », la « lumière » avec les « ténèbres » pour mieux réaliser l'ouverture des profondeurs.

S'étonnera-t-on alors des métamorphoses en arbre des personnages aimés par Apollon ? Chacun d'eux est un appel à fluidifier la lucidité solaire pour mieux panser une blessure d'exil. Car la lucidité est une offense au reste du monde lorsqu'elle sépare l'ombre de la lumière, le vrai du faux et l'intelligible du sacré.

Ce sont ces amours déçus que nous allons interroger pour comprendre comment un *animus* délié d'une mère toute-puissante peut se relier à une femme *anima*, féconde et initiatrice, capable d'accompagner l'homme jusqu'au « septième ciel », qui est aussi le « premier ciel » d'une vie ordinaire magnifiée.

Cinq métamorphoses en arbre et deux en fleur ponctuent la vie affective du dieu : le peuplier noir, le laurier, l'arbre à encens, l'arbre à myrrhe, le cyprès, le tournesol et l'anémone. Sept est décidément le chiffre du Soleil ! Autant de rencontres nécessaires pour qu'une personnalité autonome et consciente de sa valeur pénètre dans la grande forêt de son inconscient.

Le peuplier noir

Comme une flamme vaillante, l'arbre solitaire s'élance vers le ciel. Ses feuilles, drapées de teintes rouge-orangé, disent leur désir de lumière et d'infini. Le peuplier s'inscrit dans une dynamique d'élévation. Phaéton, le « *brillant* », l'osa au péril de sa vie. Le Soleil eut en effet un fils et plusieurs filles, les Héliades. Le fils voulut imiter le père et lui demanda l'autorisation de conduire son char, un véhicule très spécial. Tiré par des chevaux ailés, il transportait chaque jour le Soleil de l'est vers l'ouest afin que la lumière luise sur toute la Terre. Mais l'impréparation et la vanité de Phaéton entraînèrent sa chute. Incapable de maîtriser le fougueux attelage, il dérégla tant le climat que Zeus dut se résoudre à le foudroyer pour éviter une catastrophe climatique. Le jeune présomptueux tomba avec son char dans le fleuve Éridan, où ils furent lavés des flammes. Les Naïades ensevelirent la dépouille de l'enfant et gravèrent sur sa tombe : « *Ci-gît Phaéton, qui conduisit le char de son père ; s'il ne put le diriger, il tomba victime d'une noble audace.* » Ses sœurs, les Héliades, le pleurèrent pendant quatre longs mois lunaires. Et peut-être le feraient elles encore aujourd'hui si les dieux n'avaient point décidé d'y mettre fin en les métamorphosant en peupliers noirs, et leurs larmes en ambre doré. Ovide décrit ainsi la scène :

> « Le deuil des sœurs de Phaéton pouvait seul égaler le deuil de leur mère. Gémissantes et frappant leur sein, elles remplissent l'air de cris superflus et de plaintes que leur frère ne peut plus entendre. Nuit et jour elles l'appellent, et restent penchées sur son tombeau.
>
> Déjà Phébé avait quatre fois renouvelé son croissant, elles pleuraient encore (car leur douleur était devenue une longue habitude). Un jour que Phaéthuse, l'aînée des Héliades, venait de se prosterner au pied du tombeau, elle se plaignit que ses pieds se raidissaient. La belle Lampétie, qui s'élançait pour la secourir, se trouve arrêtée par des racines naissantes. La troisième veut s'arracher les cheveux, et ce sont des feuilles qui remplissent ses mains. L'une s'écrie que son corps devient un arbre, l'autre, que ses

bras s'étendent en rameaux ; et tandis que ce prodige les étonne, une écorce légère les embrasse, et montant par degrés, emprisonne leur cœur, leurs seins, leurs épaules, leurs bras. Leur bouche encore libre appelait, invoquait leur mère. Mais que peut-elle, hélas ! Que courir, de l'une à l'autre, et les embrasser dans son désespoir. Vainement essaie-t-elle de les débarrasser de l'écorce qui les couvre. Elle rompt les tendres rameaux qui s'attachaient à leurs bras ; mais des gouttes de sang en sortent comme d'une blessure : "Ô ma mère, arrêtez, s'écrie chacune de celles qu'elle a touchées, arrêtez ! Épargnez-nous ! En blessant ces rameaux, c'est notre corps que vous déchirez. Adieu ! S'en est fait, adieu"… et l'écorce, s'élevant au-dessus de leurs têtes, presse et retient leurs paroles captives.

Mais, sous des formes nouvelles, leurs larmes coulent encore ; durcies par le soleil, elles distillent en ambre de leurs rameaux naissants, et tombent dans l'Éridan rapide, qui les recueille pour en parer les dames du Latium[104]. »

Les filles du Soleil sont plurielles. Leur nombre souligne l'origine latine du terme « peuplier », *populus*, le « peuple ». Et pourtant ! La cime du grand arbre plonge si finement dans la solitude d'un ciel épuré, si loin du peuple ! La mésaventure de Phaéton est une tentative de sortir de sa condition ordinaire pour devenir semblable à un clair Soleil qui illumine le monde. Mais le fils n'est pas le père ! Phaéton le « brillant » espère la perfection du jour alors qu'il n'en est que le rejeton. Dans ce contexte, les larmes d'ambre des Héliades, « durcies par le soleil », sont aussi précieuses que des bijoux ! Elles libèrent la scène mythique de sa souffrance métaphysique née d'un rêve de grandeur. En s'affranchissant de la souffrance longtemps refoulée de ne pas être aussi lumineux que son père, le sujet renoue avec la simplicité des évidences, il reconnaît sa fragilité, l'autre nom du peuplier, le « tremble », ainsi nommé car il frissonne à la moindre brise.

---

[104] Ovide, *Métamorphoses,* II, 340.

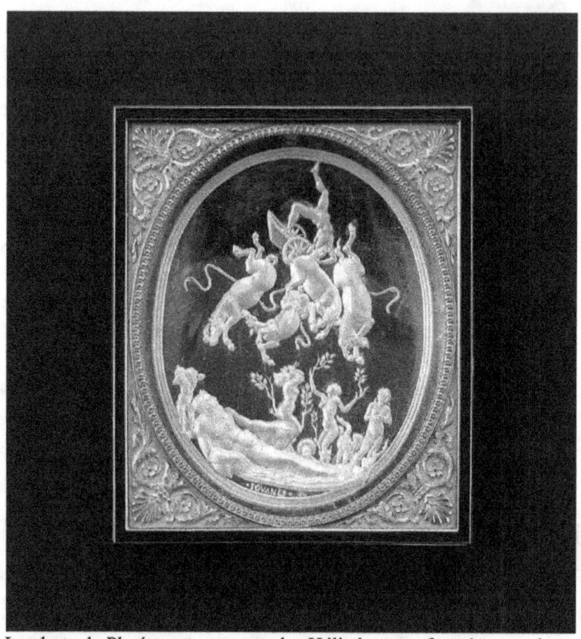

La chute de Phaéton et ses sœurs les Héliades transformées en arbres,
leurs larmes donnant naissance à l'ambre. Bernardi a réalisé cette
œuvre pour le cardinal Ippolito de' Medici (1511-1535).
Source : Wikicommon

Le second apprentissage du cœur-*animus* ? Porter le deuil de
son désir d'élévation, de son aspiration à la perfection. Les
pleurs des Héliades libèrent les souffrances d'un sujet déçu
dans ses tentatives de devenir aussi brillant qu'un soleil. Le
deuil de l'idéal rend l'homme disponible à la vie quotidienne,
celle des gens du « peuple ». C'est par l'acceptation pleine et
entière de sa fragilité – du « tremblement » intérieur – que la
métamorphose s'accomplit. Ses larmes d'or s'écoulent dans le
lit du grand fleuve de la vie (l'Éridan) au moment où sa
souffrance est avouée. Et les Héliades deviennent des arbres
pulmonaires. Les souffrances enfouies dans le cœur, longtemps
refoulées et nées des désillusions des plus belles espérances, se
libèrent avec le liquide lacrymal. L'échange *anima-animus*
redevient possible lorsque l'idéal du moi qui lui faisait obstacle
se fluidifie dans la grande authenticité des pleurs.

166

En acceptant le deuil de ses espoirs les plus brillants et de ses sublimes tentatives d'élévation, l'homme apollinien renoue avec l'arbre pulmonaire. Son corps tremble, il se libère de sa cuirasse d'or. Tel est le second pas vers la simplicité du cœur.

Le laurier

Nous savons que la victoire et le cœur ont deux symboles : la coupe et la couronne. La coupe est offerte encore aujourd'hui au vainqueur d'une course. Quant à la couronne, elle orne le front d'un roi ou d'un académicien. Ces deux victoires correspondent à deux figures emblématiques si souvent opposées : celle du sportif qui maîtrise l'énergie et celle de l'intellectuel qui s'appuie sur la conscience. La première appartient au monde de Dionysos. La coupe en forme de lune reçoit le vin de la communion chrétienne et le nectar d'immortalité des Olympiens, elle promet l'ivresse mystique à ceux dont la conscience est suffisamment ouverte pour se laisser porter par le grand flux des « énergies » qui traversent rythmiquement l'univers. Le cœur-coupe reçoit à chaque seconde le vin vermeil circulant dans le sang et ses vaisseaux. C'est le Graal qui reçut le sang du Sacrifié, capable d'« effacer les péchés du monde » en supprimant toutes les barrières et toutes les séparations.

Mais le lucide Apollon ne saurait accueillir sans retenue une telle labilité du « moi », même pour s'ouvrir à l'Immense ! Il a besoin de vivre en pleine conscience. Sa couronne de laurier rappelle la graphie du cercle solaire. Les termes « lauréat » et « baccalauréat », qui dérivent tous deux du « laurier », certifient une avancée de la lucidité et de la connaissance sur l'ignorance et les réactions instinctives. Le cœur biologique signe cette victoire de la conscience et de l'intelligence dans *les coronaires*, que la langue des oiseaux décode par « aire de la couronne ». Si le cœur réunit les deux symboles de la victoire, la coupe qui reçoit le sang vital et la couronne des coronaires, l'histoire de Daphnée, qui se traduit par « laurier », accentue les valeurs apolliniennes.

La scène se place après la victoire d'Apollon sur le serpent Python. La personne qui s'est libérée du monde matriarcal se drape dans l'orgueil de ce premier succès. Imbu de sa nouvelle lucidité, Apollon se pose en donneur de leçons :

> « Le dieu de Délos, fier de sa nouvelle victoire sur le serpent Python, avait vu le fils de Vénus qui tendait avec effort la corde de son arc : "Faible enfant, lui dit-il, que prétends-tu faire de ces armes trop fortes pour ton bras efféminé ? Elles ne conviennent qu'à moi, qui puis porter des coups certains aux monstres des forêts, faire couler le sang de mes ennemis, et qui naguère ai percé d'innombrables traits l'horrible Python qui, de sa masse venimeuse, couvrait tant d'arpents de terre. Contente-toi d'allumer avec ton flambeau je ne sais quelles flammes, et ne compare jamais tes triomphes aux miens[105]." »

L'Amour, le fils de Vénus, ne se laissa pas impressionner par tant d'arrogance et lui répondit aussitôt :

> « "Sans doute, Apollon, ton arc peut tout blesser ; mais c'est le mien qui te blessera ; et autant tu l'emportes sur tous les animaux, autant ma gloire est au-dessus de la tienne". Il dit, et frappant les airs de son aile rapide, il s'élève et s'arrête au sommet ombragé du Parnasse : il tire de son carquois deux flèches dont les effets sont contraires ; l'une fait aimer, l'autre fait haïr. Le trait qui excite l'amour est doré ; la pointe en est aiguë et brillante : le trait qui repousse l'amour n'est armé que de plomb, et sa pointe est émoussée. C'est de ce dernier trait que le dieu atteint la fille de Pénée ; c'est de l'autre qu'il blesse le cœur d'Apollon. Soudain Apollon aime ; soudain Daphnée fuit l'amour : elle s'enfonce dans les forêts, où, à l'exemple d'Artémis, elle aime à poursuivre les animaux et à se parer de leurs dépouilles : un simple bandeau rassemble négligemment ses cheveux épars. »

Les femmes qui développent leur *animus* ont le courage de prendre la responsabilité de leur évolution intérieure[106]. Elles se

---

[105] Ovide, *op.cit.*

[106] Rappelons que, d'après Jung, les hommes n'ont pas d'*animus* et les femmes n'ont pas d'*anima*. Le processus d'individuation consiste, pour une femme, à intégrer les valeurs de son *animus* et, pour un homme, de s'ouvrir à celles de son *anima*.

libérèrent (en les « tuant [107] ») de leurs dépendances aux « images-mère » comme le milieu familial, la sécurité sociale et les systèmes de croyances de leur communauté. Il y a effectivement de quoi être fier de ces réussites. Mais, du haut de leur arrogance, elles ne voient pas que, en jetant les eaux troubles de la superstition, elles ont laissé s'échapper le bébé de l'amour. Ces personnes hyperconscientes craignent d'aimer et de se laisser aimer. C'est ce tiraillement entre l'amour et son refus que l'histoire de Daphnée met en scène. La jeune fille est présentée en femme *animus* :

> « Elle parcourt les solitudes des forêts, dédaignant les hommes qu'elle ne connaît pas encore, et l'amour, et l'hymen et ses nœuds. Souvent son père lui disait, "Ma fille, tu me dois un gendre" ; il lui répétait souvent, "Tu dois, ma fille, me donner une postérité". Mais Daphné haïssait l'hymen comme un crime, et à ces discours son beau visage se colorait du plus vif incarnat de la pudeur. Jetant alors ses bras délicats autour du cou de Pénée : "Cher auteur de mes jours, disait-elle, permets que je garde toujours ma virginité. Jupiter lui-même accorda cette grâce à Diane[108]". Pénée se rend aux prières de sa fille. Mais, ô Daphné ! Que te sert de fléchir ton père ? Ta beauté ne te permet pas d'obtenir ce que tu réclames, et tes grâces s'opposent à l'accomplissement de tes vœux. »

Lorsqu'Apollon vit Daphnée, il l'aima aussitôt et sa lucidité se brouilla : « il a beau connaître l'avenir, cette science le trompe et son espérance est vaine ». Mais la Belle le fuit, plus légère que le vent. La course effrénée attise encore le désir du dieu, qui se rapproche insensiblement de sa proie. La femme craint l'homme, car elle a peur de se faire posséder. Aveugle à la radiance de son âme, elle ne discerne pas ses qualités et sa lumière apollinienne. Elle ne sent que le chasseur qui tente de la séduire pour mieux la capturer. Mais la fuite arrive à son terme. Apollon est sur le point de saisir Daphnée lorsque celle-ci…

---

[107] En langage symbolique « tuer » signifie « faire passer en dessous du niveau de la conscience ordinaire », car aucune instance du monde du sens, aucun « dieu », ne peut réellement mourir. Lorsque Apollon « tue » le Python, il met immédiatement à son service les « pythonisses ». L'archétype n'est pas mort, mais il a changé de fonction, il s'est sublimé en quelque sorte.
[108] Jupiter est le Zeus des Romains, Diane est l'Artémis romaine.

« … pâlit, épuisée par la rapidité d'une course aussi violente, et fixant les ondes du Pénée : "S'il est vrai, dit-elle, que les fleuves participent à la puissance des dieux, ô mon père, secourez-moi ! ô terre, ouvre-moi ton sein, ou détruis cette beauté qui me devient si funeste" ! À peine elle achevait cette prière, ses membres s'engourdissent ; une écorce légère presse son corps délicat ; ses cheveux verdissent en feuillages ; ses bras s'étendent en rameaux ; ses pieds, naguère si rapides, se changent en racines, et s'attachent à la terre : enfin la cime d'un arbre couronne sa tête et en conserve tout l'éclat. Apollon l'aime encore ; il serre la tige de sa main, et sous sa nouvelle écorce il sent palpiter un cœur. Il embrasse ses rameaux ; il les couvre de baisers, que l'arbre paraît refuser encore : "Eh bien ! dit le dieu, puisque tu ne peux plus être mon épouse, tu seras du moins l'arbre d'Apollon. Le laurier ornera désormais mes cheveux, ma lyre et mon carquois : il parera le front des guerriers du Latium, lorsque des chants d'allégresse célébreront leur triomphe et les suivront en pompe au Capitole : tes rameaux, unis à ceux du chêne, protégeront l'entrée du palais des Césars ; et, comme mes cheveux ne doivent jamais sentir les outrages du temps, tes feuilles aussi conserveront une éternelle verdure. "Il dit ; et le laurier, inclinant ses rameaux, parut témoigner sa reconnaissance, et sa tête fut agitée d'un léger frémissement. »

La métamorphose de Daphnée en arbre signe l'acceptation et de l'amour et de l'homme et du dieu.

Daphnée, ce personnage féminin qui se pose en victime d'une agression sexuelle, porte curieusement le nom d'un bourreau. Si *Daphnis* se traduit bien par « Laurier », *Daphoené* signifie la « Sanguinaire ». Un terme qui renvoie à la fonction cardiaque, mais dans une action contraire à l'amour. Daphnée est l'ombre d'Apollon, au sens jungien. Toute sa lucidité est refoulée dans les tréfonds de l'inconscient (la forêt), avec des agrégats psychiques de haine, de violence et de goût du sang. C'est pourquoi les plus grandes civilisations furent renversées par des hordes de barbares sanguinaires qu'elles ne surent accueillir sur leur territoire.

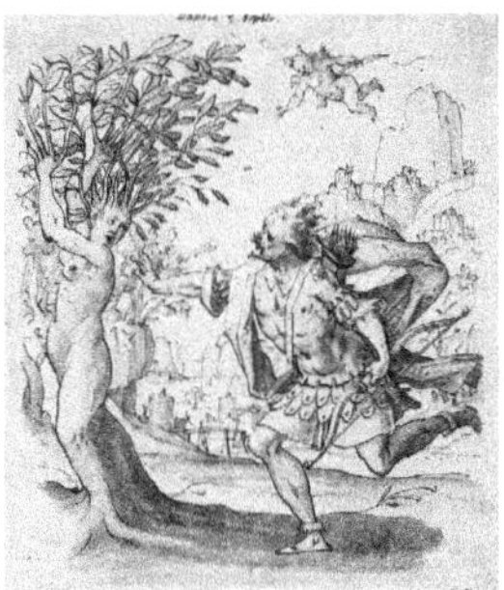

Apollon et Daphnée (Christoph Murer)[109]

Quelle est alors la victoire d'Apollon, dont la couronne ceint le front *des guerriers* du Latium, si ce n'est la rencontre réussie d'une conscience lucide avec ce qu'elle a de plus sanguinaire, si ce n'est la métamorphose du goût du sang en lumière ? Cette aventure est d'abord mêlée de peurs : la femme sauvage redoute la violence de l'homme, l'homme déplore l'insaisissabilité de la femme ; sous ses dehors fragiles, ce féminin porte une violence inconsciente, « sanguinaire », qui est appelée à se métamorphoser grâce à l'acceptation de l'amour. Alors l'homme apollinien ne sera plus un individu dangereux, mais il sera perçu comme une personne habitée par une œuvre. En fin de course, le féminin sauvage témoigne sa reconnaissance en acceptant Apollon pour ce qu'il est. De son côté, en portant toujours sur son front la couronne de laurier, le dieu rompt avec le douloureux sentiment d'exil et de solitude qui le taraudait. Sa blessure de lucidité s'estompe grâce à la présence de Daphnée, qui l'accompagnera désormais toujours. La grande victoire du cœur, c'est le « mariage » d'une *anima* apaisée avec un *animus* reconnaissant.

Le laurier est bien « l'arbre d'Apollon » ! La langue des oiseaux le confirme à sa manière en précisant que « l'or y est ». La quête de la gloire et de la lumière lucide crée de l'ombre et suscite le sang de la barbarie. L'homme apollinien va élever cela jusqu'au sommet de sa tête, en reconnaissant la part de

---

[109] Source de l'illustration :
https://commons.wikimedia.org/wiki/Category:Daphne_(mythology)

lumière du sang, pour mieux la dégager hors de sa partie sanguinaire.

L'arbre à encens et le tournesol

En ces temps sans âge, Apollon tomba très amoureux d'une jolie nymphe portant le nom de Clythie (« Célèbre »). Pour d'obscures raisons, Aphrodite profita de la situation pour se venger. Elle inspira au dieu Soleil une passion dévorante pour une terrienne au doux patronyme de Leucothoé (« Déesse blanche ») :

> « Ô fils d'Hypérion [Apollon], que te servent désormais ta beauté, ton éclat, ta lumière immortelle ? Toi, dont les feux embrasent la nature, tu te sens brûler d'un feu nouveau ! Toi, dont l'œil doit embrasser le monde, tu ne vois plus que Leucothoé, et tu arrêtes sur une jeune mortelle les regards que tu dois à l'univers. Pour elle, tu parais plus matin à l'orient ; pour elle, tu descends plus tard dans les ondes. Tu prolonges les jours de l'hiver pour la voir plus longtemps. Quelquefois même tes chagrins obscurcissent tes traits. Les sombres ennuis de ton cœur se communiquent à tes rayons. [....] Tu n'aimes que Leucothoé. Ce n'est plus ni Clymène, ni Rhodos, ni la brillante mère de Circé, qui règnent sur ton cœur. En vain Clythie soupire encore pour toi. En vain, depuis longtemps profondément blessée, elle gémit implorant la fin de tes mépris. Leucothoé l'emporte, et tout le reste est oublié[110]. »

Clythie-la-célèbre ne supporte pas de perdre l'attention des feux solaires au profit d'une rivale qui n'est, après tout, qu'une humaine ! La nymphe jalouse n'hésita pas à prendre rendez-vous avec le père de Leucothoé. Elle lui raconta aussitôt l'histoire des amours secrets de sa fille avec le Soleil. Ulcéré car très traditionaliste, l'homme se sentit déshonoré et jugea que sa fille devait être enterrée vivante. Apollon tenta sans succès de la libérer de cette fâcheuse posture :

> « Depuis la mort funeste de Phaéton, le dieu dont la main guide les rapides coursiers du jour n'avait point éprouvé, dit-on, de douleur si profonde. Il essaie encore, en redoublant les traits de sa lumière, de ranimer ses membres glacés, d'y rappeler la chaleur et la vie. Mais le Destin jaloux s'oppose à tous ses efforts. Le dieu épanche alors

---

[110] Ovide, *Métamorphoses*, IV, 190-270.

sur le sable, et sur le corps de son amante, un nectar odorant ; et, après de longs gémissements : "Du moins, dit-il, tu porteras ta tête vers le ciel" ! En ce même moment, le corps de la Nymphe s'amollit, pénétré d'une essence divine, la terre en est parfumée. Un arbre dans son sein étend ses racines, perce la tombe, s'élève et distille l'encens. »

Clythie espérait secrètement retrouver l'amour du Soleil grâce à la disparition de sa rivale. Mais sa déception fut à la hauteur de son espérance :

« Quoique l'amour pût excuser Clythie ; quoique le repentir de sa faute fût digne de pardon, le dieu du jour s'éloigna d'elle, et la laissa tout entière en proie aux fureurs de Vénus. Désespérée, fuyant les Nymphes ses compagnes, les cheveux épars sur son sein dépouillé, elle s'assied sur la terre ; et le jour et la nuit elle y reste nue exposée aux injures de l'air. Déjà Phébus avait recommencé sa carrière : insensible à la faim, à la soif, Clythie n'avait nourri son jeûne que de pleurs et de rosée ; toujours assise sur le même gazon, elle suivait dans son cours ce Soleil qu'elle adore ; et ses regards étaient continuellement tournés vers lui. Enfin ses pieds s'attachent à la terre. Son corps n'est plus qu'une longue tige sans couleur ; mais elle semble encore chercher l'astre du jour, et vers lui incessamment elle incline son diadème d'or. Ce n'est plus qu'une fleur, mais pourtant c'est encore une amante. »

Ces métamorphoses en arbre à encens et en tournesol appartiennent à la même scène car, au fond, elles racontent deux manières semblables de se lier au Cœur-Soleil. Clythie et Leucothoé *imitent l'astre du jour* pour se métamorphoser. La première est enterrée vivante, exactement comme l'est le soleil à son couchant. Lorsque la lumière atteint l'occident, elle est « occie » et passe sous la terre. Elle meurt à la fin du jour. Quant au tournesol, sa fleur tourne d'abord en imitant le mouvement de l'astre puis elle se fixe en désignant l'est. La première honore le soleil couchant, l'autre espère la levée d'une lumière matinale. La « Déesse blanche » du soir devint un arbre à encens. Sa résine sera une offrande aux mystères de la nuit. De son côté, la nymphe « Célèbre » du matin s'identifie au *tournesol*, ce soleil bien terrestre à la corolle épanouie. Elle affirme à sa manière que le moment est venu de prendre toute sa place dans le monde. L'huile de ses innombrables graines est une substance sacrée destinée à protéger le croyant dans ses activités journalières.

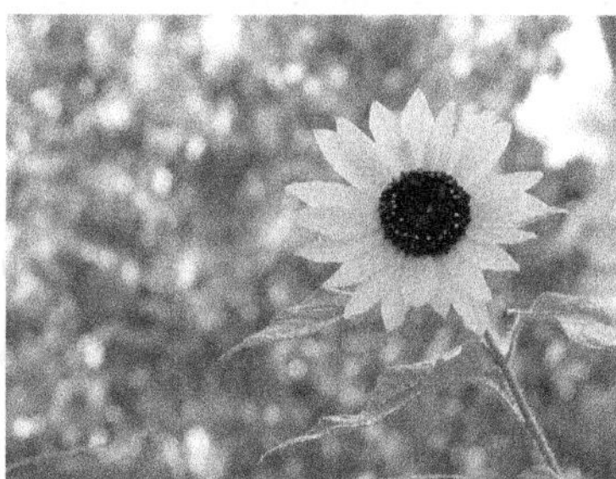

Tournesol (source : Wikicommon)

Dans l'involution, Clythie, le « tournesol célèbre », attire et espère le regard de l'autre. Dans l'évolution, elle symbolise le désir d'élargir son champ de vision. La plante qui « tourne avec le soleil » fixe avec ferveur le parcours de la source lumineuse dans le ciel. Puis, devenue fleur, elle s'immobilise vers l'est et le mouvement s'arrête. Quelle meilleure image pour dire une conscience en quête d'un élargissement qui observe passionnément un modèle idéalisé, un soleil vivant qui représente sa lumière et sa « vérité » ? Alors mille semences naîtront de cette découverte : que le cœur-*animus* n'est pas seulement un idéal dans le ciel, mais aussi une réalité bien incarnée et profondément enracinée dans la terre.

Leucothoé, la « déesse-blanche-arbre-à-encens », honore les mystères du soir. Si Clythie, dans l'évolution, est une femme qui affirme son *animus* en devenant semblable au soleil, Leucothoé incarne une *anima* spiritualisée (déesse) et pure (blanche) qui aspire à s'élever vers le ciel (l'arbre à encens). Ce féminin sensible comme un souffle à la présence du sacré a pour devoir de s'incarner dans le réel. Et quoi d'autre que l'image d'une mise en terre pour dire cela ? Apollon ne sauvera pas sa bien-aimée. Par contre, « le dieu épanche sur le sable, et sur le corps de son amante, un nectar odorant » : il accroît la conscience du sacré *dans son corps*. Et cela est tellement nécessaire pour épanouir une *anima évaporée*.

174

Que dit ici le mythe ? Que la femme solaire avide de reconnaissance a pour devoir de se fixer sur son soleil intérieur naissant plutôt que de chercher à imiter l'homme ; que la femme-fée, aussi sensible qu'une vapeur d'encens, a pour mission de revenir vers sa conscience corporelle pour vivre pleinement le sens du mystère.

Par ailleurs, la couleur blanche de Leucothoé renvoie aux leucocytes du sang, ces cellules qui signent l'identité du sujet. La déesse blanche se personnalise en honorant son corps. L'huile de tournesol supporte autant le chaud que le froid et Clythie s'apprête à vivre dans le rude climat du réel. La conscience lucide de l'apollinien avide de hauteur et de reconnaissance serait incomplète sans un retour vers son propre corps et vers le principe de réalité, ces deux données brutes et *impensables* de la nature.

L'arbre à myrrhe et l'anémone[111]

La myrrhe était l'un des trois présents que les Mages d'Orient offrirent à Jésus de Nazareth à l'occasion de sa naissance, avec l'or et l'encens. Ces cadeaux honorent le « nouveau Soleil » dont la fête de Noël remémore chaque année la venue. Le 25 décembre, le soleil est au plus bas de son cycle annuel et commence sa remontée jusqu'au futur équinoxe de printemps. La mythologie grecque attribue ces mêmes cadeaux à Apollon. L'encens et la myrrhe par le biais des métamorphoses en arbre de deux de ses conquêtes, et l'or par voie analogique, puisque le métal précieux arbore la couleur de l'astre.

---

[111] Ovide, *Métamorphoses*, X, 298-518.

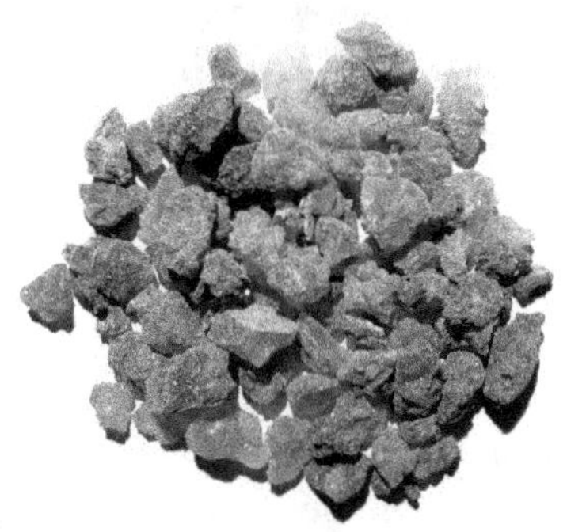

La myrrhe, l'un des trois présents des Mages
(source : Wikicommon)

La myrrhe est une résine. Distillée, elle produit une gomme de couleur rouge-orangé, très utilisée en parfumerie pour ses notes sensuelles. Le Cantique des cantiques, réputé lui aussi pour sa sensualité, la mentionne sept fois. Ce vers « *Mon bien-aimé est un sachet de myrrhe, qui repose entre mes seins*[112] » appartient au cœur et à la poitrine. Ces trois objets signent l'accomplissement des trois natures de l'homme – mentale, émotionnelle et physique : l'or d'une claire conscience, l'encens d'une aspiration montant doucement vers le ciel et la sensualité épanouie du corps grâce à la myrrhe.

C'est bien autour d'une histoire de sensualité, d'abord interdite puis métamorphosée, que se place la naissance de l'arbre à myrrhe.

Le personnage principal se nomme Cinyras, un fils d'Apollon devenu roi de Chypre. Comme tout père de l'époque, il cherche à marier sa fille Myrrha. Celle-ci est, hélas, secrètement amoureuse de son géniteur. On évitera ici de lire la situation œdipienne et incestueuse, qui fonctionne bien sûr, mais relève plus d'une lecture psychologique que d'un décodage symbolique. L'histoire raconte que la jeune fille lutta longtemps contre ce penchant interdit. Confuse, puis désespérée, elle

---

[112] *Le Cantique des cantiques,* 1, 13.

176

attacha finalement entre son cou et une poutre la ceinture de tissu qu'elle portait toujours sur elle. La fibre se tendit. Heureusement, sa nourrice pénétra dans la pièce et sauva Myrrha d'un acte fatal. Soucieuse de sa protégée, la vieille femme la pressa d'avouer les raisons d'un tel accablement. La jeune fille n'osa dire. Et c'est seulement à demi-mot que l'une et l'autre finirent par se comprendre. Plus tard, lors de la fête des moissons, la nourrice emmena secrètement, sous le couvert de l'obscurité, la jeune fille dans le lit de son père. Plusieurs nuits s'écoulèrent avant que le roi n'allumât la torche révélatrice qui dévoila enfin l'identité de sa fille. Furieux et horrifié par cette tromperie, l'homme saisit son épée. Prise d'effroi, Myrrha n'eut d'autre choix que de s'enfuir loin du palais paternel pour échapper à la mort. Une longue course désespérée commença dans la campagne, neuf lunaisons durant :

> « Myrrha fuit épouvantée. Les ténèbres la protègent ; elle échappe à la mort. Elle erre dans les campagnes ; elle traverse celles de l'Arabie fertile en palmiers, celles de Panchaïe. Elle voit neuf fois croître et décroître le disque de Phébé. Enfin, succombant sous le poids de son sein et de ses longues courses, elle s'arrête aux champs de la Sabée. Incertaine dans les vœux qu'elle a formés, lasse de vivre, et craignant la mort, elle s'écrie : "Ô dieux ! Si vous êtes touchés de l'aveu des fautes des mortels et de leur repentir, je reconnais avoir mérité ma peine, je me soumets au châtiment que m'a réservé votre colère. Mais, afin que ma vue ne souille pas les yeux des humains, si je reste sur la terre ; ni les regards des ombres, si je descends dans leur triste séjour, sauvez-moi de la vie, sauvez-moi de la mort ; et, changeant ma forme et ma figure, faites qu'en même temps je sois et ne sois plus !"

« Être *et* ne pas être ! », le cœur est au centre de ce paradoxe digne de la littérature shakespearienne.

> Le coupable qui se repent trouve toujours quelque divinité propice. Du moins les derniers vœux de Myrrha furent exaucés par des dieux bienfaisants. Elle parlait encore, et ses pieds s'enfoncent dans la terre ; des racines en sortent, serpentent, affermissent son corps. Nouvel arbre, ses os en font la force : leur moelle est moelle encore ; la sève monte et circule dans les canaux du sang. Ses bras s'étendent en longues branches, ses doigts en légers rameaux ; sa peau se durcit en écorce. Déjà l'arbre pressait son flanc, couvrait son

sein, et, croissant par degrés, s'élevait au-dessus de ses épaules. Myrrha, impatiente, penche son cou, plonge sa tête dans l'écorce, et y cache sa douleur.

Mais, quoiqu'en perdant sa forme, elle ait aussi perdu le sentiment, elle pleure encore ; un parfum précieux distille de l'arbre qui porte son nom, et le rendra célèbre jusque dans les siècles à venir. »

L'apparition des larmes de myrrhe s'accompagne de la naissance d'un autre fruit né des rapports incestueux avec son père :

« Cependant le fruit d'un coupable amour avait crû, et cherchait à s'ouvrir dans le tronc qui renferme sa mère. Le tronc s'enfle ; Myrrha sent les douleurs de l'enfantement ; mais elle n'a plus de voix pour les exprimer, pour appeler Lucine à son secours. L'arbre en travail se recourbe, gémit, et des larmes plus abondantes semblent couler de son écorce.

La compatissante Lucine approche des rameaux ; elle y porte les mains, et prononce des mots puissants et favorables. L'arbre se fend, l'écorce s'ouvre, il en sort un enfant. À ses premiers cris, les Naïades accourent, le couchent sur l'herbe molle, arrosent son corps, et l'embaument des pleurs de sa mère. Il pourrait plaire même aux yeux de l'Envie. Il est semblable à ces Amours que l'art peint nus sur la toile animée ; et si l'on veut que l'œil trompé s'y méprenne, qu'on donne un carquois à Adonis, ou qu'on l'ôte aux Amours. »

Adonis ! L'enfant devint un jeune homme si exceptionnel qu'Aphrodite ne s'y trompa pas et devint follement amoureuse de sa beauté !

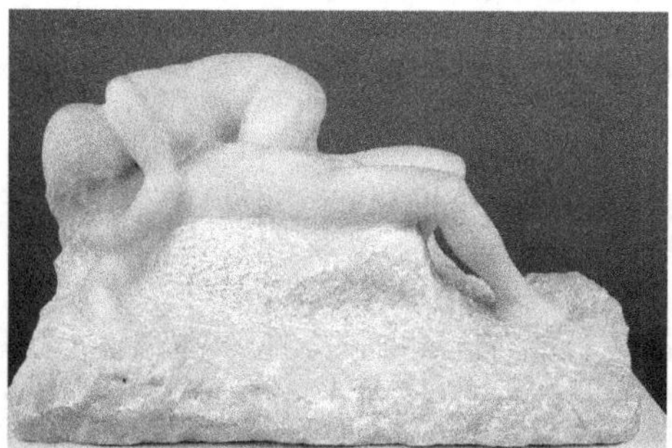

Aphrodite pleurant la mort d'Adonis (marbre de Rodin)[113]

[113] Source : Wikicommon.
https://commons.wikimedia.org/wiki/Category:Venus_and_Adonis#/media/Fi
le:Auguste_Rodin_-_The_Death_of_Adonis_-_Walters_27491.jpg

L'arbre est ici clairement généalogique. Le mythe décrit une filiation entre Apollon, son fils Cyniras, sa petite fille Myrrha et l'enfant de cette dernière, Adonis. L'histoire raconte une longue métamorphose, celle d'un amour qui était d'abord incestueux, tout-puissant, archaïque et coupable… qui s'achève par la mise au monde d'un bébé d'une inoubliable beauté, capable de susciter les feux de la déesse de l'amour. Ici, la sensualité n'est ni refoulée ni sublimée : elle est dégagée des lourdeurs familiales. *En naissant, Adonis annonce symboliquement le programme de son existence : se délivrer de son arbre généalogique.* L'image ne peut être plus directe !

Mais le bel enfant, passionné de chasses et de grandes forêts, ne quittera définitivement le monde sauvage qu'en subissant une nouvelle métamorphose.

Un texte précise que Vénus[114] enferma le bébé dans un coffre de bois dès qu'il sortit de la fente ouverte dans le tronc de l'arbre à myrrhe. Puis elle le confia à Perséphone, la compagne d'Hadès. La reine du monde souterrain s'éprit du bébé et le disputa bientôt à la déesse de la beauté. Naturellement, celle-ci s'en plaignit au maître de l'Olympe, qui trancha : l'enfant passerait un tiers de son temps avec Aphrodite, un autre tiers avec Perséphone et le dernier tiers serait pour la personne de son choix. Mais, sûre de son charme et de la puissance magique de sa ceinture, la déesse de l'amour vola le temps libre d'Adonis. Alors Mars, ou Apollon dit-on parfois, jaloux de l'enfant sauvage, se métamorphosa en sanglier et le tua en le blessant à la cuisse. Inconsolable, Vénus le pleura longtemps et le métamorphosa en anémone.

Pourquoi Adonis chassait-il le sanglier dans les grandes forêts pendant son temps libre ? Sa conscience est l'otage d'une blessure originelle, d'un non-dit familial représenté par la

---

[114] Vénus est le nom latin d'Aphrodite.

situation incestueuse. Au fond de lui-même, le fils de Myrrha est aux prises avec un « monstre » menaçant : le sanglier. Cette violence inconsciente le terrifie. Il essaie bien de vaincre l'animal en tirant quelques flèches, mais ses efforts réveillent la rage de la bête sans pouvoir la vaincre. Le « monstre » menace dangereusement l'équilibre psychique du jeune homme et le conduit à la mort par blessure à la cuisse, le lieu corporel du serment. Pourtant, celui ou celle qui refuserait la chasse, la confrontation avec son passé, verrait l'animal ressurgir dans sa vie personnelle sous la forme d'un événement traumatique : une blessure morale, une critique perfide, une tragédie sentimentale ou même la disparition d'un être cher.

L'adolescent est incapable de s'engager dans une relation amoureuse, d'accueillir Vénus, tant qu'il ne s'est pas libéré du « monstre » transgénérationnel qui gronde au fond de sa psyché. Il sait que son destin le contraint à explorer jusqu'aux moindres rameaux les profondeurs de son arbre généalogique afin de mieux s'en libérer. Adonis[115] porte le fardeau de sa mère, il confondra longtemps le père avec le Père, les valeurs de ses ancêtres avec ses valeurs personnelles, et la passion de sa jungle généalogique avec l'amour.

En fin de parcours, le deuil de l'amour filial, symbolisé par les larmes de myrrhe, couleur de soleil, ouvre la porte à une sexualité-sensualité fondée sur la réceptivité au souffle de l'Esprit. Celui qui naquit de la fente de l'arbre familial est en effet métamorphosé en anémone[116], une fleur rouge si sensible au moindre souffle et si évocatrice des lèvres d'un sexe offert que le vent entrouvre. Pour les enlumineurs du Moyen Âge, l'anémone était le symbole de l'abandon. S'abandonner revient à s'ouvrir inconditionnellement au souffle de l'Esprit.

---

[115] « Adonis » se traduit par « Seigneur ». Il dérive de l'hébreu *Adonaï*, ce dieu si attaché aux arbres généalogiques.
[116] *Anémos,* « vent ».

Cyniras, fils d'Apollon, règne sur l'île de Chypre, le lieu où naquit Vénus. Mais que d'aventures avant que la sensualité ne révèle au monde ses vraies couleurs sous la forme de l'anémone ! Myrrha reconnaît son désir incestueux et le métamorphose en offrant une œuvre de beauté, ce secret désir de sa généalogie familiale. Mais cela ne suffit pas. L'artiste qui se contente de révéler, par sa création, l'inaccompli de sa lignée reste encore prisonnier d'une singularité. Il doit, comme Adonis, « descendre aux enfers », afin de découvrir l'essence de son désir en se libérant du « karma » familial.

Deux nouvelles figures de l'*anima* apparaissent : la femme révélatrice des choses cachées dans son arbre familial et celle qui accompagne l'homme-*animus* dans l'exploration des ressorts secrets de son désir.

Le cyprès

En ces temps-là, un cerf gambadait dans les champs fleuris de Carthée. Mais cet animal défiait toute logique zoologique. Des bois en or surmontaient sa tête, un collier martelé du même métal entourait son cou, une étoile d'argent brillait sur son front et deux perles éclatantes oscillaient à ses oreilles ! Paré comme une élégante, le cervidé fréquentait les villes et les villages. Il ne redoutait pas non plus les caresses des hommes. Un jour, un adolescent appelé Cyparissus jeta son dévolu sur lui et décida d'accompagner le bel animal dans ses promenades, allant parfois jusqu'à le chevaucher en « retenant son mufle délicat avec des rênes de pourpre ». Apollon aima passionnément ce jeune homme, lui-même épris du cerf familier.

Un jour, Cyparissus blessa accidentellement le bel animal avec l'une de ses flèches, dans l'ombre fraîche des sous-bois :

> « ... Et le voyant mourir de cette blessure fatale, il veut aussi mourir. Que ne lui dit pas le dieu du jour pour calmer ses regrets ! En vain il lui représente que son deuil est trop grand pour un malheur léger. Cyparissus gémit, et ne demande aux dieux, pour faveur dernière, que de ne jamais survivre à sa douleur.
>
> Cependant il s'épuise par l'excès de ses pleurs. De son sang les

canaux se tarissent. Les couleurs de son teint flétri commencent à verdir. Ses cheveux, qui naguère ombrageaient l'albâtre de son front, se hérissent, s'allongent en pyramide, et s'élèvent dans les airs. Apollon soupire : "Tu seras toujours, dit-il, l'objet de mes regrets. Tu seras chez les mortels le symbole du deuil et l'arbre des tombeaux[117]" ».

Cyparissus prit finalement la forme d'un cyprès et donna à l'arbre son nom, en pleurant un cerf paré comme une femme.

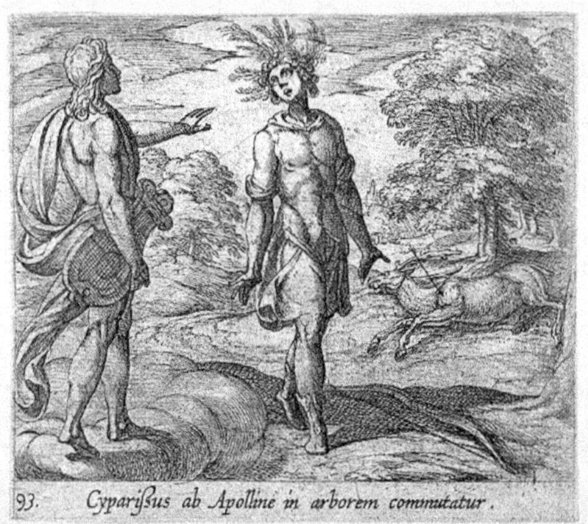

Apollon et Cyparissus par Antonio Tempesta (1555-1630)[118]

Le cerf porte des bois sur sa tête, un arbre pousse ses ramures sur son front. Il ne peut s'agir que de l'arbre de vie, puisqu'il est précisément sur la tête, enraciné dans le ciel corporel. Cette scène reprend à sa manière l'image chamanique de l'arbre planté au sommet du premier monde, celui qui surplombe les deux autres, l'ordinaire où nous vivons et le monde du dessous, où flânent les âmes des morts. Origène précise par ailleurs que le cyprès est nommé « arbre de vie » en raison de son incorruptibilité.

Depuis l'Antiquité, le cyprès symbolise la vie éternelle, avec son feuillage toujours vert, son bois imputrescible et ses

---

[117] Métamorphoses, X, 106-142.
[118] Source Wikicommon
https://commons.wikimedia.org/wiki/Category:Apollo_and_Cyparissus#/medi a/File:Tempesta,_Antonio_(1555-1630)_Cyparissus_ab_Apolline_in_arborem_commutatur.jpg

fragrances d'encens. Nous avons donc affaire à un « arbre » immortcl… né de la mort de Cyparissus. Mourir, dans le langage des symboles, signifie passer en dessous du seuil de la conscience, devenir aussi automatique qu'un instinct. La conscience apollinienne, si lucide, sait que la mort de son bien-aimé n'est pas si catastrophique que cela, car le moment est venu d'incorporer l'arbre de vie ! Tout se passe comme si la conscience remontait vers la trachée, là où se situe l'embranchement des arbres pulmonaires. Le premier poumon étant représenté par les ramures du cerf et le second par le cyprès.

Sept voies de rencontre entre anima et animus
Quelles sont les voies d'approfondissement de la simplicité naturelle du cœur qui conduit à l'amour véritable ? Qu'est-ce qui devrait « mourir », passer sous le seuil de la conscience ordinaire pour que le cœur, de rayonnant, devienne aussi chaleureux qu'un soleil ?

Chaque métamorphose en arbre explore une rencontre « amoureuse » que la conscience lucide a pour mission d'accueillir avec un cœur ouvert. Rencontres après rencontres, Apollon s'ouvre toujours plus profondément à la vie, à l'irrationnel et au mystère. Il se rapproche de Dionysos le Terrible.

-   Daphnée la Sanguinaire aida le dieu à reconnaître, aimer puis transformer son goût du sang. Cette métamorphose changea sa crainte de la violence relationnelle en empathie. Sur le plan psychologique, il s'agit d'intégrer son ombre en aimant tout ce qui est détesté. Alors la personne sera délivrée de sa blessure d'exil et de la solitude que lui impose son idéal du moi.

-   Vinrent ensuite Phaéton et les Héliades. Ces personnages invitent le sujet à accueillir ses larmes en abandonnant ses idéaux les plus élevés et ses espoirs les plus lumineux.

- La femme solaire, Clythie-tournesol, se tourne vers son soleil intérieur naissant, sans plus chercher à imiter la gloire de l'astre central. Grâce à elle, l'apollinien accepte le réel dans sa douloureuse imperfection.

- La femme-fée, l'arbre à encens, revient vers sa conscience corporelle pour vivre pleinement le sens du mystère. Grâce à elle, l'homme épris de hauteurs voit son identité profonde bien plus qu'il ne l'idéalise. Il s'incarne enfin.

- Grâce à Myrrha, l'homme solaire se libère de ses charges transgénérationnelles. En explorant son arbre généalogique, il recontacte la puissance vitale du désir. Il devient aussi sensible que l'anémone.

- Myrrha extrait la beauté de la passion, fût-elle incestueuse, et produit une œuvre : Adonis, l'archétype de l'artiste.

- Et puis il y a le cyprès et la ramure du cerf, l'arbre de vie situé bien au-delà de toutes formes de connaissance et d'amour, qui montre au cœur que le prochain pas vers l'Éveil passe par l'abandon de toutes les formes d'attachement à la connaissance.

Apparaissent ainsi sept figures du féminin, sept voies grâce auxquelles le cœur-animus s'ouvre à l'irrationalité du monde du mystère pour pénétrer dans la grande forêt de l'initiation.

- La femme sensible (les Héliades, le peuplier) ouvre l'homme à des larmes si soyeuses pour son âme ! Car les larmes sont les armes de l'âme, pour sa révélation.

- La femme sauvage (Daphnée, le laurier) dégage le cœur de l'homme de la « barbarie » de son inconscient et le libère de sa violence cachée.

- La femme solaire (Clythie, le tournesol) l'enracine dans le réel

- La femme-fée (Leucothoé, l'arbre à encens) le reconnecte à son corps et à l'intelligence du vivant.

- La femme sensuelle (Myrrha, l'arbre à myrrhe) l'accompagne dans la prise de conscience des trésors de son arbre généalogique.

- La femme sexuelle (Adonis, l'anémone) l'aide à renouer avec son désir, avec la puissance de sa métamorphose.

- La femme initiatrice (Cyparissus, le cyprès) lui fait comprendre que la mort et toutes les formes de séparation ne sont que des passages.

L'amour est bien sûr la clef de chacune de ces métamorphoses. Par cette grâce, le cœur apollinien perd son arrogante solitude née de la lucidité, cette blessure de la lumière. Il vit *aussi* dans la sombre forêt où il est si facile de se perdre. Il devient enfin 7 *et* 8, à parts égales entre l'être *et* le non-être.

Mythopathologies

En ce qui concerne le sujet centré sur son nombril, le cœur est un simple lieu de passage entre son passé et son futur. Une pathologie cardiaque pourra indiquer une tension entre ces deux pôles de l'existence. Il signe soit trop de passé, c'est-à-dire un tempérament conservateur qui n'arrive pas à changer de plan de conscience pour s'ouvrir aux nouvelles réalités de la vie, soit une impatience du futur, incompatible avec les besoins de sécurité du moment.

En ce qui concerne l'âme, le cœur est un espace qui reçoit tout. Sa grande occupation sera de réunir la lucidité apollinienne avec l'ivresse de la communion dionysiaque. Il apprend progressivement à marcher sur la plage, à porter ses pas sur cette fine lisière de sable mou qui sépare l'île de l'océan. Une pathologie cardiaque marquera la difficulté de cette harmonisation.

Des trois drogues légales dont nous disposons, le sucre plonge dans l'estomac, le tabac enfume l'air des poumons et l'alcool se mêle au sang. Le sucre rassure le sujet contre ses peurs du changement et l'angoisse de perdre ses acquis. Le tabac renforce un « moi » en mal d'espace physique, psychique et social. L'alcool a un effet inverse, puisqu'il est anxiolytique. L'on boit pour oublier. Les spiritueux appartiennent à Dionysos. Ils favorisent la labilité psychique et « aident » le cœur de l'homme à s'ouvrir. Ces drogues, à la différence des plantes utilisées par les chamans, *défavorisent* l'ouverture de la conscience. Le sucre l'endort, le tabac produit un faux-self et l'alcool dissout la barrière qui sépare la conscience du monde des ombres.

Enfin, les causes biologiques d'une même pathologie cardiaque sont plurielles. Il faudra donc les vérifier avant de procéder à une analyse symbolique.

Les pathologies des veines et des artères

Lorsque les vaisseaux sont obstrués ou rompus, quelque chose ne circule plus avec fluidité dans l'environnement du sujet. Il est temps de renouer avec la quête héroïque et les rêves d'enfance en reconsidérant les « vrais » combats à mener. Ceux-ci sont de deux sortes : sociaux dans les artères et de l'ordre de la réussite personnelle dans les veines. Un « bouchon » dira la nécessité de s'ouvrir plus ; une blessure qui laisse s'épandre le sang signe un besoin de se refermer pour protéger son intégrité.

D'une manière générale, les pathologies des veines et des artères peuvent signaler les difficultés pour passer de l'égocentrisme naturel du ventre aux valeurs d'ouverture et de compassion du cœur, alors que le moment est venu de traverser la barre du diaphragme. C'est un appel du corps à commencer une vie héroïque.

Les artères

Le sang rouge de l'engagement invite le sujet à questionner ses actions dans le monde. S'y épuise-t-il (hémorragie) ou est-il inhibé (caillot) ? Dans les deux cas, le rouge désir des hématies n'accomplit plus les voies du cœur, Mars ne sert plus le Soleil[119]. Dans l'involution, la force vitale est mise au service de combats qui ne nourrissent plus le moi. Dans l'évolution, le Soi n'a plus l'« oreille » ni le « ventre » du sujet pour manifester l'œuvre qui l'habite. La personne ne trouve plus son compte dans des engagements qui épuisent sa vitalité (hémorragie) ou réfrènent ses enthousiasmes (caillot). L'homme aux artères abîmées agit par devoir autant que par habitude, sans se questionner sur ce qu'il désire vraiment. *Le caillot sanguin* dit si simplement que quelque chose empêche la fluidité du sang, la libre circulation du fer... et du faire. La vie psychique est bloquée sur un souvenir qui empêche de nouveaux engagements. L'espace physique du caillot est aussi un espace psychique qui bloque l'évolution intérieure de la personne. Est-ce une fixation intellectuelle (la tête), un désir illusoire de changer le monde (les membres inférieurs) ou encore de réussir personnellement en assurant la sécurité des siens (le ventre) ?

Les veines

Le sang « bleu » de la production invite la personne à s'interroger sur son œuvre et ses conséquences. L'accomplit-elle ? Honore-t-elle l'inaccompli de son arbre généalogique ?

---

[119] *Mars, servir le Soleil*, vidéoconférence publiée sur https://reenchanterlemonde.com

Va-t-elle au bout de ses productions ? Ose-t-elle les dévoiler au monde, comme ses veines qui remontent à la surface de sa masse corporelle ? Ou, par crainte des incompréhensions et des violences des siens, préfère-t-elle rester cachée ? Ainsi *les varices* diront *l'avarice* de son œuvre. Elles suggèrent des difficultés à mettre ses dons en lumière en préférant un frileux repli sur soi. Quant aux *veines dilatées dans les jambes,* elles n'accomplissent plus leur fonction de transport du sang usé. Elles ne savent pas tirer parti des acquis du passé. Or les jambes désignent l'aller, le mouvement, l'avancée, l'action. Lorsque les veines se dilatent, elles se montrent. Elles rappellent peut-être au sujet qu'il s'engage trop dans son système familial et sa vie sociale, aux dépens de sa propre créativité. « Agis pour ton œuvre, lui disent ses veines dans ses jambes, contrairement à ce que tu imagines, cela ne sera pas vain. »

En cas de *purpura,* de petites taches rouges ou violettes apparaissent à la surface de la peau, car les globules rouges sortent des vaisseaux et se répartissent sous le derme. Le terme « purpura » vient d'un mot latin qui se traduit par « pourpre ». Ces marques invitent la personne à transformer une tache héréditaire en une œuvre porteuse du sacré, grâce à la transparence, grâce à l'impersonnalité du moi-peau.

Le sang blanc

Il n'apparaît vraiment qu'en cas de leucémie. Normalement, les leucocytes sont en nombre bien inférieur aux globules rouges. Ils restent discrets et ne colorent pas le sang. Néanmoins, les pathologies liées à leurs dysfonctionnements tourneront autour de l'identité et de la relation à la lignée familiale. Si le rouge questionne l'engagement, le bleu le travail, le blanc interroge le sens du « moi », son identité et celle de sa lignée. Ce sont des cellules polynucléées qui portent le « noyau » familial dans le sang. Le thème du nationalisme est porté par des mouvements d'extrême droite qui se réfèrent à la fleur de lys et à Dieu. De ce point de vue, le nationalisme politique serait une leucémie collective : la crainte de perdre son identité dans un monde complexe entraîne une attitude de défense qui suscite une multiplication de réactions immunitaires (leucocytes).

La leucémie

C'est un cancer de la moelle osseuse. En raison de l'augmentation des précurseurs des globules blancs et de la diminution des hématies, le sang prend une couleur blanchâtre. L'excès de « blanc » questionne l'identité de la personne. La leucémie signe un sentiment de solitude qui correspond à l'exil apollinien. Ici, la plus grande blessure est celle de la lucidité. La personnalité souffre de se sentir enfermée dans une tour d'ivoire à force d'y voir clair. À quoi servent tout ce savoir et cette compréhension du monde ? se demande-t-elle. La baisse relative du taux de globules rouges suggère une difficulté à s'engager au nom de la compréhension acquise. Le corps multiplie les précurseurs des leucocytes – ses systèmes de défense – car le sujet se sent perdu dans le monde vaste et complexe que sa compréhension lui a révélé. Il est temps de procéder selon l'une des sept voies décrites plus haut, à la réconciliation d'amour avec les femmes-arbre des poumons. Être *et* ne pas être sera alors la clef qui ouvrira le cœur à la grande simplicité. Le savoir ne devrait pas être saisi, mais seulement transmis puis oublié. La baisse des plaquettes qui accompagne la leucémie représente une difficulté à fixer, à coaguler, des projets ou des désirs particuliers. Le blanc de la vision et de la compréhension « élitiste » prime sur les autres fonctions du sang, l'intelligence vive ne s'accomplit plus suffisamment dans l'engagement des hématies ni dans l'intégration stabilisante des expériences du sang « bleu » circulant dans les veines.

Le lupus

Le *lupus* est un loup, l'autre nom du loup est « lumière ». Cette maladie auto-immune, où le soi se retourne contre lui-même, demande avec insistance : te mets-tu suffisamment en lumière ? Es-tu pleinement apollinien(ne), à la hauteur de tes dons ? Notons la dimension protéenne (Neptune en astrologie) de cette maladie capable de « mimer » les symptômes de nombreuses autres pathologies. Le lupus invite la personne à passer d'une empathie participative « dionysiaque » surdéveloppée à une affirmation de sa lumière apollinienne.

Le sang versé

La partie du corps d'où coule le sang représente la nature des liens psychiques qui doivent être rompus et renouvelés, pour les rétablir comme ils étaient au premier jour. Une égratignure au pied pourra désigner l'urgence de couper les liens psychiques avec la mère, une autre aux genoux pourra signifier qu'une liaison amoureuse passionnelle alourdit l'âme. Une blessure au doigt demande un renouvellement de l'écoute (auriculaire), de la manière de s'affirmer en étant plus autonome (majeur) ou encore un « réglage » dans la relation à l'autre (annulaire). Le sang versé est une tentative symbolique de renouer avec l'innocence perdue ou encore un passé idéalisé. Robespierre et Saint-Just, qui en firent tant couler au nom de la pureté révolutionnaire, et aujourd'hui les islamistes radicaux, adeptes d'un strict retour aux sources théologiques, illustrent cela. Rappelons que lorsque le symbole devient réalité, il marque l'impuissance de la conscience à intégrer et à manifester le sens qu'il affirme porter. Moins dramatiquement, l'adolescent qui se blesse en se rasant signe un conflit avec son père et sa souffrance de sortir de l'enfance.

Artériosclérose et athérosclérose

Le vieillissement des artères se nomme artériosclérose. Les tissus perdent de leur élasticité et se rigidifient. Cette densification « saturnienne » des voies de circulation parle de sécurité et de routine, car les chemins mille fois empruntés perdent de leur souplesse et ne savent plus se réinventer. La langue des oiseaux décode « art est rio sclérose » : l'œuvre du cœur est devenue un fin ruisseau qui a perdu sa fougue d'antan. Il faudra donc s'interroger sur les voies de renouvellement de son inspiration créatrice, ou de son œuvre, dans le monde. L'athérosclérose franchit un pas supplémentaire en bouchant les

190

parois internes des artères avec des plaques blanchâtres. Ces athéromes (du grec *athérê* : « bouillie ») se composent de cholestérol, de calcium et de fibrinogène, ils sont consolidés par une réaction immunitaire de l'organisme qui tente, paradoxalement, de s'en débarrasser. Le « moi » se retourne contre lui-même, comme dans le cas des maladies auto-immunes. Le corps se pose les questions suivantes : Les chemins de créativité et d'espoir que je parcours dans ma vie sont-ils de vrais chemins, répondent-ils encore aux aspirations de mon âme ? Le blanc identitaire de la « bouillie » empêche le sang rouge des artères de s'engager pleinement dans le monde ; quelque chose encore indifférencié du Soi, ou de l'œuvre du cœur, demande à être pris en compte dans la vie des artères, dans l'existence active de la personne. La langue des oiseaux entend « athée Héros (RO) est-ce clair ose (S cler Ose) ! », « ose ta dimension héroïque sans dieu ». Le passage vers le cœur imposa un processus d'individuation symbolisé par la destruction du serpent Python appartenant au royaume de la Grande Mère. L'athérome qui bloque les artères dira que le moment est venu de quitter le foie (la source du cholestérol) et sa chaleur tribale maternante pour répondre à l'appel du cœur en agissant de manière plus solitaire tout en restant solidaire.

Les pathologies du cœur

Elles signent un conflit entre l'être et le non-être, qui s'exprime sur le plan psychologique par un sentiment excessif de son importance et son inverse, la dévalorisation de soi. Un jour, le cœur deviendra le siège conscient de l'« a-me », avec un « a » privatif du « moi ». Un jour, la personnalité découvrira ce pur espace paradoxal qui n'est rien et reçoit tout.

Le décodage biologique associe la question de la perte du territoire à l'infarctus. Il s'agit en réalité de l'épreuve initiatique du cœur. Les signes de l'infarctus montrent l'urgence et la nécessité de se libérer de tous les territoires pour suivre les rythmes de son cœur, du moins dans l'évolution.

La « couronne » est un ornement posé sur la tête, accordé en reconnaissance d'une capacité remarquable. La couronne qui ceint l'intelligence du cœur sera de deux sortes : le laurier apollinien, qui signe la victoire de la lucidité, et le lierre dionysiaque, qui récompense une expansion de la vitalité et la réalisation d'un désir. On y verra facilement, respectivement, les veines et les artères coronariennes. Des coronaires douloureuses prennent en charge les valeurs inaccomplies de cet espace symbolique. Par exemple, la souffrance de ne pouvoir honorer ses engagements, soit parce que la personne culpabilise de ne pouvoir respecter une parole donnée (Apollon/veines), soit parce qu'elle se sent incapable de s'engager dans le monde au nom de sa vérité intérieure (Dionysos/artères). Dans le premier cas, la couronne du cœur ne se sent pas à la hauteur de son dit ; dans le second, elle s'infériorise dans son faire. Dans les deux cas de figure, le sujet se sent dévalorisé par manque de reconnaissance. Le cœur est nourri par une couronne qui marque symboliquement une alliance entre le souverain et le monde spirituel. Celle-ci donne une légitimité à son pouvoir et rassure sur ses compétences, notamment celle de guérir. Une couronne abîmée par l'athérosclérose suggère une œuvre inaccomplie. Alors le cœur ne se sent plus nourri intérieurement et semble déconnecté. Son pouvoir et son bon droit chancellent. La personne ne se sent plus à la hauteur de sa tâche, car sa légitimité est questionnée.

Il pourra aussi être question d'un secret difficile à regarder en face et jamais communiqué. Comme *Coronis*, la personne préfère se voiler la vue ou feindre d'ignorer ce qu'elle sait parfaitement. Les coronaires-corneilles souffrent d'un mensonge, d'une « faute » inavouée qui génère une atmosphère lourde et sombre. On pourra aussi voir dans les pathologies des coronaires et des yeux une vocation médicale inaccomplie ou un don de guérison que la personne néglige d'utiliser (Asclépios).

Les pathologies des coronaires questionnent : suis-je vraiment reconnu à ma juste valeur ? Je sens que je devrais porter une couronne, mais celle-ci tarde à venir ! Peut-être parce que je n'ai pas « tué le serpent » matriarcal et que je suis encore prisonnier d'un féminin possessif en moi et autour de moi ? Le corbeau s'est en effet attardé sous le figuier : trop occupé à contempler les valeurs maternantes du foie, il a laissé s'échapper l'eau vive de son désir.

Des millions de personnes dans le monde sont handicapées par des douleurs thoraciques liées aux dysfonctionnements de leur couronne. Ne se préparent-elles pas à développer une société où la compassion prime sur la compétition ?

L'infarctus

Le signe avant-coureur est parfois un rétrécissement partiel d'une artère coronaire, qui se manifeste par une douleur thoracique : l'« â-me » ne prend pas tout l'espace qu'elle pourrait développer dans la vie de la personne. Le corps dit à l'homme que le moment est venu d'élargir l'espace de sa couronne pour recevoir l'inspiration des mondes invisibles.

Le terme « infarctus » se traduit par « farci de », du latin *farcitus*, « remplissage », « bourrer dans ». Il a donné « farce », « farceur » et « fatras ». Dans le monde théâtral, il s'agit d'un « divertissement comique dont on farcit un mystère », d'où le sens de « plaisanterie ». Qu'est-ce donc que ce fatras qui encombre ma vie ? Tout cela n'est-il pas une immense plaisanterie ? Quand serai-je sérieux pour accomplir mon destin ? L'idée de théâtre est assez cohérente avec les valeurs du signe du Lion où siège le soleil apollinien. Mais, un jour, la vie entière apparaît comme un film de série B, ridicule, sans réelle valeur et tellement boiteuse ! C'est que la stérilité des actes entre en contradiction avec les aspirations du cœur. Dans l'infarctus, le cœur cesse quelques secondes de battre pour dire son abandon par un sujet nombriliste qui refuse obstinément de l'écouter. Il est temps de passer d'un « moi » attaché à ses prérogatives en reconnaissant la compassion ouverte et désintéressée du Soi. Il faudra alors se délivrer de la « farce » des souvenirs du passé et des encombrements que ceux-ci opposent à la libre expression de l'amour.

Cette « farce » pourra aussi se nourrir des critiques négatives reçues par la personne, celles qui ont touché son cœur et entrent directement, à son insu, dans l'espace biopsychique de l'organe. Un jour, la coupe est pleine. Un jour, ces noirceurs accumulées sont si intenses que le cœur renonce à battre. Le nom de ces ombres ? Les malheurs du monde véhiculés sans cesse par le flux des informations ; les critiques incessantes d'une enfance interminable ; les amours choqués, perdus, oubliés, incompris, malmenés ; la tristesse d'une planète en déroute ; la vacuité des contemporains, et d'autres encore qui ne révèlent pas leurs noms, mais se cachent, tapies, dans un linceul de tristesse.

Alors vider la coupe, il faut !
Et déjà ne plus l'alimenter en n'émettant que des pensées contraires à ces ombres
Fermer les écoutilles : radio, films, discussions tapageuses, récriminations, etc.
Arrêter le café, ce noir breuvage qui entraîne l'organe dans une chamade chimique
Et laisser emplir cette coupe du cœur par la beauté de la nature
Le chant des oiseaux
Le souffle du vent
L'amour du Soi qui pousse au fond de la poitrine
L'appel de l'infini, un infini plein, chaud, compatissant,
Un infini boussole

Mais cela ne suffit pas !
Métamorphoser ces ombres par la reconnaissance de leurs noms
Se prosterner devant la situation qui les a produites – le plus difficile –
Remercier la situation actuelle – si révélatrice –
Et laisser l'infini boussole poindre dans ce magma
Et laisser la clarté s'insinuer dans les méandres sombres
Et laisser la poussée du dedans soulever les poids du dehors

Du point de vue biologique, la crise cardiaque survient lorsqu'une ou plusieurs artères coronaires se bouchent. En conséquence, le cœur n'est plus oxygéné. Il ne reçoit plus assez de Feu. L'artère se bouche en raison d'un dépôt de cholestérol en provenance du cytoplasme des cellules intestinales et hépatiques. Deux obstacles empêchent le cœur de fonctionner : une pensée défensive et analytique surdéveloppée (les intestins) et le sentiment de devoir rester dans la convivialité du foie en collant à un rôle (« colle, est-ce tes rôles ? ») qui ne conviennent plus aux aspirations du cœur. Il faudra donc s'ouvrir à un Feu nouveau, prendre le temps de l'assimiler dans le ventricule gauche puis oser brûler ses vaisseaux en navigant sur des eaux renouvelées.

D'après les observations des cardiologues Ray Rosenman et Meyer Friedman :

> « Les personnes les plus susceptibles de faire un infarctus sont des sujets inquiets, agités par leurs affaires, en quête de positions de contrôle et de domination. Leur personnalité est marquée par des traits obsessionnels : un souci permanent de maîtrise des situations rencontrées, la rigidité et la tendance au perfectionnisme. La contrariété les plonge dans une colère contrastant avec leur comportement habituel. Ils répriment leurs émotions en permanence et payent un lourd tribut à ce contrôle par des réactions cardiaques et vasomotrices intenses[120]. »

L'ensemble de ces traits de caractère se ligue contre les valeurs symboliques du cœur qui ne palpite que pour un ardent désir de libre circulation, dans l'acceptation du présent et la confiance, cette source de toute concorde. Le terme même de « contrôle » est un poison pour le cœur, puisqu'il se lit « contre-ol », « contre l'huile de l'onction », *contre l'amour*. La crise cardiaque surgit lorsque le conflit entre la toute-puissance d'un moi « nombriliste » et les appels du Soi ne trouve pas de solution. Les genoux ont échoué dans leur grande bataille pour la génuflexion et le cœur renonce.

---

[120] *Pour la science*, dossier hors-série juillet-septembre 2003.

Le rythme est lié à l'écoute. Il stimule l'oreille et élabore sa grande qualité symbolique : la confiance. Le fœtus perçoit d'abord les battements du cœur maternel puis la cadence du flux sanguin. Ces rythmes lui offrent ses premiers repères dans l'espace et le temps pour pouvoir s'engager plus tard dans la grande Maya du monde. Tout est nombre, tout est rythme : de l'atome à la galaxie en passant par les organes du corps humain, tout vibre. Et le cœur vibre plus que le reste. Seuls l'éternité et l'infini sont dispensés de ces hauts et de ces bas incessants. Alors la confiance permet de ne pas paniquer, alors la conscience engagée dans le grand bateau de l'expérience humaine a besoin de cette confiance née de l'écoute des premiers battements du cœur maternel pour voguer sur le grand océan de l'existence, avec ses vagues tumultueuses. L'arythmie parle d'une crise de confiance. Dans l'involution, l'organe cardiaque s'accélère, car il « entend » des bruits suspects et panique, imitant ce qui se passe lorsqu'une personne fuit à toute jambe. Les messages reçus perturbent le sujet, surtout lorsque celui-ci a du mal à les entendre, puisque la peur est prise en charge par l'organe. Le cœur dit sa crainte de la transformation face à une réalité nouvelle qui effraie. Dans l'évolution, cette nouvelle réalité a pour source un besoin impérieux du Soi. Le moment est venu de tendre l'oreille pour écouter l'Appel et se familiariser avec l'œuvre qui taraude. Si, dans l'involution, l'arythmie questionne la confiance en soi, dans l'évolution, elle demande une confiance absolue dans l'appel du Soi qui tente d'imposer son rythme de créativité et de compassion au sujet né dans le ventre. Il est possible qu'une tachycardie d'origine ventriculaire se réfère à la panique du « moi » élaboré dans l'espace abdominal qui éprouve des difficultés à changer, alors qu'une arythmie liée à un dysfonctionnement des oreillettes marque l'effroi devant le changement de vie qu'impose l'Appel héroïque. Rappelons qu'Hercule traversa une profonde dépression avant de se décider à écouter les messages de la pythie qui lui demanda d'accomplir ses douze Travaux.

Le mensonge est l'autre nom de la tachycardie. Est-ce que je ne cherche pas à tricher ou à argumenter pour échapper aux appels de mon cœur ? Le cœur accélère ses battements lors de grandes émotions, notamment la peur. Il est possible que la cause d'un rythme cardiaque supérieur à la normale dans une vie adulte soit à aller rechercher dans une enfance où régnait une atmosphère généralisée de peur, l'enfant ayant alors besoin de rester sans cesse sur le bien-nommé « qui-vive ». Mais le corps en conserve la mémoire.

Les valves cardiaques, le souffle au cœur

Les « portes » qui assurent le passage du sang dans les ventricules et les oreillettes ne fonctionnent plus correctement. L'ouverture du cœur n'est plus naturelle. La personne ne se laisse plus aller en suivant le Flux spontané de ses vaisseaux sans gain… La simplicité manquante de l'amour et de la confiance spontanée en la vie pourra être compensée par une attitude de sauveur qui prend les autres en charge afin de se faire aimer en retour, à moins que la difficulté à exprimer ses sentiments ne prédomine. Il faudrait quitter une attitude de contrôle des vannes, des entrants et des sortants, pour renouer avec la libre circulation de la Vie dans sa vie. Techniquement, les quatre valves cardiaques séparent les cavités du muscle. Selon la vanne qui dysfonctionne, il faudra interroger le passage de l'écoute et de la parole vers leurs assimilations, ou inversement : un « cœur gros » est un ventricule qui n'a pas l'écoute de l'autre.

Le récit du cœur

Le cœur est un viscère, il ne se réalise pas dans le monde extérieur, mais dans une cavité interne. L'homme des membres inférieurs allait de conquête en conquête et fondait son identité sur ses réussites et ses échecs. Saturée de luttes et de grandes épopées, sa conscience atteignit ses viscères abdominaux. Elle revint vers elle-même en élaborant un espace psychique intime et sensible dont le lac-miroir de Narcisse restera longtemps le symbole emblématique et la cuvette du nombril la trace biologique. Puis vint une nouvelle étape, celle de la séparation d'avec sa « tribu » en franchissant le diaphragme, en se « mettant à part » pour renaître dans le cœur. Cela nécessite de grands combats, car l'homme héroïque entre dans l'« axe de Thor » (le thorax) et le royaume des dieux forts. Il s'élève pas à pas en montant le long de ses douze dorsales métaphorisées par les douze Travaux d'Hercule. Lorsque le but est atteint, le héros ouvre et ferme les portes de l'Olympe, la demeure des dieux : le cœur.

Ramené sur le plan psychologique, l'organe a l'intuition de la concorde, de la générosité de la vie et de la magnificence de l'univers. Il « sent » la valeur de tout ce qui ne se mesure ni ne se pèse, ces choses jugées si inutiles par la logique commerciale et utilitaire du ventre.

Lorsque la relation de couple est vécue à l'étage du cœur, hommes et femmes se reconnaissent et s'approfondissent comme des sujets porteurs d'une œuvre, commune ou complémentaire. Car le cœur est double avec une partie droite et une partie gauche qui *fonctionnent ensemble et séparément*.

L'amour du cœur est à conquérir, c'est peut-être cela l'humanisation. Les difficultés d'Apollon avec les déesses soulignent les apprentissages du cœur symbolique. Le monde cardio-pulmonaire est l'espace psychique de l'individuation puis du mariage *animus-anima*.

L'organe cardiaque est au centre de la vie héroïque. Lorsque la conscience-énergie l'atteint, le désir d'œuvrer prime sur le besoin de travailler. Le pouvoir d'achat et la vente rassuraient les craintes du ventre, car ils certifiaient au travailleur une sécurité financière et affective, le sentiment de se sentir au chaud dans sa collectivité et la possibilité de consommer bien au-delà de ses besoins naturels. L'œuvre appartient à la sphère cardio-pulmonaire. Celui qui œuvre se laisse œuvrer par l'œuvre qui le traverse, ses vaisseaux deviennent « sans gain » lorsqu'il n'y a plus d'obstacles entre l'inspiration du cœur et sa manifestation dans le monde. L'homme héroïque quitte la logique marchande pour privilégier une économie du don, sans gain, c'est-à-dire sans dette ni thésaurisation, car cela serait contraire au fonctionnement de ses vaisseaux. Dans notre culture, cette économie cardiaque semble difficile, car notre société ne l'a pas encore théorisée et n'a pas mis en forme ses circuits de distribution. Il faudra alors évaluer les besoins du « moi » dans la pensée marchande et ensuite œuvrer pour la Vie dans l'espace cardiaque. La confiance en l'univers du héros et de l'héroïne grandit jusqu'à ce qu'ils aient constaté avec certitude sa bonté. Cela n'est possible que lorsque les peurs sont traversées, la plus fondatrice étant l'angoisse de la mort, la crainte viscérale de l'expir. Pourtant, seul celui qui expire chaque seconde de sa vie et reconnaît la possibilité de sa mort saura inspirer (et sera inspiré) l'instant suivant. Le terme « œuvre » vient de l'ancien français « ouvrir ». Il s'agit en effet de s'ouvrir pour œuvrer pleinement. Et quel autre organe que le cœur muni de valves, cette « chambre vide » pour reprendre l'expression de Jeanne Guyon, serait capable de ce miracle ?

L'œuvre n'est pas quelque chose de compliqué, ce serait faire injure à la grande simplicité du cœur que d'imaginer cela ! C'est simplement ce qui offre de la joie à l'organe. Il pourra fonder une famille et élever des enfants, lire, écrire, parler, produire, dessiner, modeler, marcher, faire du sport, inventer, organiser, découvrir, s'engager en politique… Le « travail » de l'homme prendra parfois la même forme que son « œuvre », à la différence notable que le stress et le sentiment d'obligation *extérieurs* se sont évaporés, remplacés par la palpitation cardiaque. Plus encore, l'œuvre pourra choisir de réveiller son œuvrier à quatre heures du matin pour lui imposer un geste, un mot ou une décision. Tenace, elle ne le laisse pas tranquille tant qu'il n'a pas obtempéré.

Si le travail tourne autour du besoin narcissique de reconnaissance et du désir de carrière, l'œuvre demande au contraire la disparition du moi. Le sujet ne considère plus sa vie comme quelque chose d'intéressant, il s'efface naturellement, car il sait intimement que sa petitesse sera la condition de la grandeur de ce qui œuvre à travers lui. Il produit simplement la note dont le chœur cosmique a besoin en ce moment précis de l'histoire humaine. Nous sommes à mille lieues de la recherche contemporaine d'éléments biographiques pour comprendre l'œuvre d'un artiste et d'un *curriculum vitae* dans la vie professionnelle. Nous sommes à cent lieues de l'expérience créative en tant que mode de connaissance de soi. L'œuvrier ne fait pas de psychanalyse. Il estime que rien d'extraordinaire ne lui est jamais arrivé, même s'il a traversé les pires difficultés. Cette posture du cœur qui s'ouvre à la vie impersonnelle et abandonne les ronds du développement personnel change radicalement l'intention qui est derrière la production. Car le cœur et « son » œuvre portent de l'intérêt aux gens et portent l'intérêt des personnes. Sans cela, sans cette connexion intérieure, jamais rien ne verrait le jour. Napoléon, dont on connaît la puissance de concentration, écrivait : « Je fais les plans de mes batailles avec les rêves de mes soldats endormis. » Une phrase à entendre littéralement.

La concentration est primordiale, mais elle n'a rien à voir avec un froncement de rides soutenu par une volonté d'ego répétant comme un mantra : « Je tiendrai !!! » Le pouvoir de concentration du cœur naît de l'effacement du moi. Il s'accomplit spontanément dans le non-effort, lorsque l'homme s'oublie et laisse couler *dans son cœur* les idées, les projets et les gestes qui surgissent d'en haut. Alors la personnalité ne voit plus le temps passer. Elle reste des heures d'affilée occupée à sa tâche. Ce type de concentration naît d'un abandon dionysiaque du moi associé à la grande lucidité apollinienne envers ce qui surgit de l'infini.

Notons encore que l'œuvre du cœur n'est pas rose bonbon, comme enrobée dans la guimauve d'idéaux sentimentaux. La violence, la puissance, l'horreur et le chaos lui appartiennent aussi. Simplement, parce que les archétypes sont à la fois ombre et lumière. Il est essentiel d'apprivoiser la clarté *et* de révéler l'obscur pour poursuivre le processus d'humanisation de l'homme.

Alors l'œuvrier dira à l'âge de sa maturité : « J'étais déjà depuis ma plus tendre enfance ce que je suis devenu. » Ce sera sa seule signature autobiographique.

L'organe cardiaque offre donc une image biomythologique remarquable, celle qui fit la grandeur du Siècle de Périclès : un cœur apollinien *et* dionysiaque. L'organe aspire à parts égales à la lucidité et à l'ivresse, à la conscience solitaire et aux épanchements communicatifs. Il s'accomplit finalement dans la transe lucide. Il devient translucide aux divers degrés de l'ombre et de la lumière. Puis il les accompagne de manière sensible, comme le ferait un navigateur sur les eaux tumultueuses de l'océan. Le cœur dionysiaque accueille la labilité du sujet et l'ouvre à l'Immense, le cœur apollinien maintient la lucidité d'une conscience qui se souvient.

Le sang avec son « hème » qui engage le « fer » purifie, vitalise et transforme. L'amour est un médium qui circule sans cesse et n'a jamais d'attachements dans ses vaisseaux, sinon il se formerait un caillot. C'est un flux perpétuel qui relie l'homme et la femme, l'être humain avec l'humanité, l'espèce *Sapiens* aux autres organismes vivants. Pourtant, l'amour est canalisé dans des veines et des artères : il revient toujours vers le cœur. Sans direction, dans des affects dispersés, multipolaires ou même « universalistes », la force de l'engagement s'épuiserait. Dans le corps biologique, cela s'appellera une hémorragie, si bien nommée « et mort agie » dans le langage des oiseaux. L'amour est une lumière engagée, rouge, qui réveille, révèle puis nettoie les souffrances. C'est l'un des cadeaux de la relation amoureuse.

Le cœur est un muscle creux, il appartient autant au Soleil qu'à Mars [121]. Le système cardio-vasculaire exprime de manière littérale que la fonction de Mars consiste à servir le Soleil, du moins au moment où la conscience-énergie de l'homme atteint sa poitrine. La translucidité du cœur ouvre la personne à une vision élargie de l'avenir. Vision qu'elle transmet avec vitalité et amour à l'ensemble de l'organisme grâce à ces systèmes de canaux que nous appelons veines et artères. Ceux-ci, en tant qu'objets creux capables de canaliser une énergie, appartiennent au symbolisme du dieu de la guerre : Mars. Le système cardio-vasculaire parle de l'engagement du sujet sur sa voie héroïque de bien des manières ! La couleur rouge du sang, un muscle creux, sa division en quatre parties, son fonctionnement fondé sur l'ouverture et la fermeture de quatre valves-portes [122], l'hème stimulé par le fer qui accueille l'oxygène, l'aime stimulé par le faire qui accueille le Feu : le cœur est le véritable héros solaire.

Néanmoins le cœur n'a pas d'identité propre, puisque c'est un organe « composite ». C'est un « battant de porte » ouvert sur l'Immense, le Souffle, le Pneuma, l'Esprit, l'Indéfini. Cet espace biologique en forme de cône symbolise un passage entre deux mondes, semblable à une porte battante séparant le fini de l'infini, à un tourbillon dans une rivière ou à un trou noir au centre d'une galaxie. Pour accéder au cœur, il faut quitter le « moi » du nombril pour devenir « a-me ». Seul celui qui devient « sans moi », dans l'accueil de la labilité dionysiaque, tout en conservant sa lucidité apollinienne, pourra un jour devenir porte, valve, cône : un espace de pénétration pour une œuvre palpitante.

---

[121] Les muscles et les canaux (veines et artères) sont en relation analogique avec la planète Mars en raison de leur capacité à diriger l'énergie.

[122] Après son apothéose Hercule deviendra le portier de l'Olympe, ouvrant et fermant la porte sur le passage des dieux. On ne saurait rêver d'une plus grande joie pour le cœur !

Est-il possible d'aller plus haut et plus loin que le cœur ? Il semble que oui, puisque nos épaules le surplombent !

Les axes sémantiques du cœur

Le cœur : une porte palpitante entre deux mondes, une chambre vide qui reçoit tout.

> ***Involution*** : le cœur sentimental a besoin de créer des réseaux de sympathie. Mais c'est aussi la violence sanguinaire (Daphnée) de celui ou de celle qui craint de se laisser toucher.

> ***Évolution*** : le courage d'accomplir sa destinée en s'individualisant au sens jungien. Le mythe l'illustre par la naissance du héros et la « destruction » du serpent Python par Apollon.

> ***Transvolution*** : le cœur est une coupe qui reçoit le sang, le « Graal » tant recherché qui contient le breuvage de la guérison et de l'immortalité (le soma). Il réunit les natures dionysiaque et apollinienne de l'être humain.

Nous avons « deux » cœurs qui savent ce que signifie « être ensemble et agir séparément ». Le gauche propulse le sang vers l'ensemble des cellules corporelles. Le droit ne le redirige qu'en direction des poumons. Le cœur gauche rougi par l'oxygène porte la puissance de l'incarnat, de l'incarnation du « Feu » de la métamorphose dans les expériences de la vie quotidienne ; le cœur droit « bleui » par le sang veineux conserve les acquis, apaise les souffrances et distribue ses richesses au monde extérieur, il aspire à la paix et se tourne vers le ciel.

Le système cardio-pulmonaire parle de l'apprentissage de l'amour, d'une relation d'échange équilibrée entre *animus* et *anima* : Apollon et les métamorphoses en arbre. Le cœur gauche *animus* est « inspiré » par les poumons *anima* dont il reçoit l'oxygène, *le féminin inspire l'action du masculin dans la transformation du monde* ; le cœur droit *animus* sert ou transmet ses richesses aux poumons *anima*, qui redonnent ensuite du gaz carbonique pour nourrir la biosphère. *Le féminin est soutenu par le masculin dans son œuvre de donatrice.*

Les vaisseaux servent le cœur comme Mars sert le Soleil :

> *L'aorte* crée du lien.
> *Les artères* rouges engagent l'homme héroïque dans un grand combat au nom de son œuvre. Sur la voie de l'involution, elles l'engagent dans la vie sociale.
> *Les veines* « bleutées » assimilent les expériences des artères et apaisent les souffrances nées de la fureur des combats. C'est cela, le « repos du guerrier ».
> *Les coronaires* offrent une couronne au guerrier, à la fois le signe de sa légitimité et la source de son inspiration.

Le sang véhicule et protège l'identité de sept manières :

> *L'oxygénation* donne la couleur de l'engagement au sang :

>> Involution : transmettre la vie, « avoir une descendance de même sang que soi ».

>> Évolution : s'engager dans le monde en agissant. « Son sang ne fait qu'un tour ».

>> Transvolution : transmettre « la Vie plus abondante ». « Le sang du Christ » qui apparaît

au moment de la transsubstantiation du vin lors de l'Eucharistie.

Transporter du gaz carbonique revient à redonner à la biosphère un aliment produit par le corps humain.

> Involution : l'échange-contrat qui lie des « frères de sang » grâce à « un pacte de sang ».

> Évolution : le partage qui rend libre grâce à « un sang généreux ».

> Transvolution : le don qui privilégie le bien commun. « Donner son sang pour la patrie ».

Le transport des déchets azotés jusqu'au système excrétoire, le moi psychique se nettoie sans cesse.

> Involution : la propreté physique et morale. « Laver un affront dans le sang ».

> Évolution : le développement personnel, parfois en « suant sang et eau ».

> Transvolution : le « sang du Christ » qui lave les péchés du monde.

La stabilisation du pH assure l'équilibre entre les bases et les acides, entre les principes et leur mise en forme.

> Involution : trouver l'équilibre dans sa vie, la santé. « Un bain de sang » surgit comme une *catharsis* purificatrice pour créer les conditions d'un nouvel équilibre, après une guerre par exemple.

Évolution : découvrir un équilibre intérieur entre ouverture et fermeture : la paix.

Transvolution : trouver l'équilibre entre les forces de l'Esprit et celles du Corps, la Réalisation de l'homme comme un espace de résonance entre le Souffle et la Matière. Peut-être l'expression « Sang-dieu » convient-elle.

Le transport des hormones qui, symboliquement, relient l'homme aux mondes subtils.

Involution : l'incarnation des énergies subtiles dans le corps, le thymus jouant un rôle majeur.

Évolution_ : l'élévation de la conscience-énergie hors de sa gangue de « normalité ».

Transvolution : le mariage âme-personnalité pour la naissance d'un homme pleinement éveillé, le complexe hypothalamo-hypophysaire jouant alors un rôle majeur. « Thalamus » se traduit du grec par « chambre à coucher » : celle des « épousailles » et du mariage sacré. Quant à l'hypothalamus, il désigne ce qui se tient « sous » les épousailles : les fiançailles. Nous y reviendrons lorsque nous explorerons le sens symbolique du crâne.

Le système immunitaire protège le « moi » et maintient son unité.

Involution : la défense et la protection du « moi » qui s'identifie à son histoire. Alors le sujet a « ça dans le sang ». Il pourra aussi s'identifier à une lignée en revendiquant « être de sang bleu », un « pur-sang » ou « de sang royal ».

Évolution : la défense et la protection d'un « sujet » devenu sensibilité aux effluves psychiques en provenance du monde ordinaire et des mondes subtils. La langue française a surtout retenu les mots de la violence comme « avoir du sang sur les mains » et « mettre à feu et à sang ».

Transvolution : la défense et la protection paradoxale du Soi déployé dans le cœur. « Le sang du sacrifice », « le sang des martyrs » pourraient convenir lorsque le cœur privilégie l'œuvre à la personne.

Les plaquettes empêchent les hémorragies. Mais elles « coagulent » aussi les œuvres du cœur.

Involution : accomplir et matérialiser les espoirs de sa lignée familiale. « Il est de mon sang ».

Évolution : accomplir et matérialiser les rêves de son cœur. « Bon sang ne saurait mentir ».
Transvolution : accomplir son destin, ce fil si ténu du grand tapis cosmique.

Par son sang, l'être psychique s'engage, partage, se purifie, maintient son équilibre, se relie aux mondes subtils, se protège et finalement matérialise les œuvres de son cœur.

TABLE DES MATIÈRES

www.ingramcontent.com/pod-product-compliance
Lightning Source LLC
Chambersburg PA
CBHW050510160726
48003CB00001B/245